Aldo Berti

Geistheilung

und

Energiearbeit

Basiswerk der energetischen Medizin

Mit einem Vorwort von Clemens Kuby

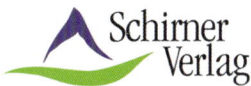

Schirner Verlag

ISBN 3-89767-214-6

© 2005 Schirner Verlag, Darmstadt
Erste Auflage

Fotografien: Ute Berti
Zeichnungen: Martina Rümling, Petra Bode (S. 56)

Umschlag: Murat Karaçay
Redaktion und Satz: Kirsten Glück
Herstellung: Reyhani Druck & Verlag, Darmstadt

Printed in Germany

www.schirner.com

INHALTSVERZEICHNIS

Kapitel 12
FALLBEISPIELE – PATIENTENBERICHTE

WIDMUNG

Dieses Werk ist meiner lieben Frau Ute, meinen Töchtern Romana und Johanna Fedora Andrea sowie meinem Freund und Lehrer Andreas Näck gewidmet, ohne dessen Übergang in die Geistige Welt ich meine Berufung nicht gefunden hätte.

Ich danke dem einen Gott, der mit vielen Namen und in vielen Erscheinungsformen alles Leben eint und segnet.

Mögen alle Geschöpfe Schwestern und Brüder werden. Möge alles Trennende aus unserem Alltag verschwinden. Möge jeden Tag alles Vereinende genährt werden. Mögen die Menschen verstehen, daß wir alle Gottes Geschöpfe sind, egal welcher Hautfarbe oder Konfession wir angehören.

VORWORT

VON
CLEMENS KUBY

Aldo Berti lernte ich 2003 auf dem Kongreß für Geistiges Heilen in Berlin kennen. In seinem Beitrag forderte er seine zahlreichen Zuhörer der Reihe nach auf, ihr aktuelles Problem mit einem Satz zu benennen. Ich schaute an meinem Körper rauf und runter, um etwas zu finden, was im Moment zu reparieren wäre. Dabei erinnerte ich mich an meinen rechten kleinen Zeh, der seit Jahren gebrochen ist und neuerdings wieder etwas angeschwollen war und, wenn ich barfuß ging, so unnatürlich im rechten Winkel abstand. Nachdem jeder seine Malaise genannt hatte, forderte er uns auf, uns zu entspannen, die Augen zu schließen und unserem Problem positive Absicht [Energie] zu schicken. Dafür spielte er einstimmende Meditationsmusik, sprach den Wunsch auf Heilung laut in den Äther und besuchte dann jeden seiner Zuhörer in den Stuhlreihen mit seinem Gebet auf den Lippen, wie ein immer wiederkehrendes Mantra. Meinen gebrochenen kleinen Zeh hatte ich inzwischen freigelegt, auf daß der Kontakt zu Aldo Berti, wenn er bei mir vorbeikäme, direkter und fühlbarer ablaufen könnte. Ich saß, wie die anderen auch, mit geschlossenen Augen, konnte es mir aber in meiner inneren Aufregung nicht verkneifen, ab und zu zu spicken, wann ich wohl dran wäre, wissend, daß es solcher Aufregung in keiner Weise bedarf. So war auch der Moment, in dem er bei mir vorbeikam, ich sein Murmeln vernahm und einen Hauch an Berührung zwischen seinem Finger und meinem Zeh spürte, so unspektakulär und zügig/nüchtern, daß alles, was oft noch in diese Art von Heilung hineingeheimnist wird, keinen Raum und keine Zeit hatte.

Das wirklich Entscheidende bei seiner ganzen Performance war, daß ich meine Skepsis beiseite ließ. Dazu war im wesentlichen nur ein kleiner Willensakt nötig, der da lautete: *Laß geschehen ohne Bewertung.* Mein meditativer Zustand, wie ihn Aldo Berti für diesen geistigen Vorgang etabliert hatte, war gut, darin diesen Willensakt zwei-, drei-, viermal zu vollziehen, bevor und nachdem er mich berührt hatte. Mehr war nicht nötig.

Ich zog meine Socke und den Schuh wieder an, bedankte mich still, wie Aldo Berti es uns riet, und sprach zwei Wochen nicht davon. Ich registrierte aber schon am nächsten Morgen beim Duschen, daß der kleine Zeh sich ordentlich neben seinen Nachbarn hielt und die Schwellung – man kann sagen – weg war. Weiter wollte ich allerdings dieses Ergebnis nicht auf die Probe stellen und schon gar nicht einen möglichen Erfolg verschreien, indem ich ihn zum Beispiel auch nur meiner Frau berichtet hätte. Die kam nach 14 Tagen von sich aus auf das Thema zu sprechen: »Wie geht es eigentlich deinem gebrochenen Zeh?« Ich: »Ich glaube, er ist nicht mehr gebrochen.« Sie: »Wie? Zeig!« Und wir untersuchten beide den kleinen Zeh, und er sah verdammt gut aus, tat nicht weh, erfüllte seine Funktionen und verhielt sich energetisch vollkommen neutral.

Aldo Berti ist ein Mann des neuen Bewußtseinszeitalters, in dem die Menschheit begreift, daß sie in erster Linie aus geistigen Wesen besteht, die bisher ihren Fokus auf ihr materielles Sein gerichtet hatten. Mit seinem vorliegenden Werk liefert Aldo Berti ein Praxisbuch, das die Werkzeuge für Geistiges Heilen vermittelt. Er begreift das Universum als ein zusammenhängendes Energiefeld – wie die aufgeklärte Physik inzwischen auch –, in dem wir ein mit allem verbundenes, energetisches Wesen sind. Entsprechend wirkungsvoll können wir energetisch agieren.

Die größte Kraft entfalten wir dabei mit unserer Absicht. Absichten sind Wünsche, Gebete, Intentionen, Zuwendungen, die sowohl negativ wie auch positiv von uns aufzuladen sind. Positive Intentionen zeigen sich in einem hohen Mitgefühl für alle unsere Mitwesen, in stärkerer Version auch Liebe genannt. Diese Zuwendung oder Liebe besitzt eine regulierende, ausgleichende Kraft, nach der sich das ganze Universum ordnet, in dem jedes seiner Maßstäbe auf Harmonie ausgerichtet ist. Wo wir Harmonie mit Liebe, d.h. mit Absicht, herbeiwünschen, verstärken wir sie universell. Alles, was in Harmonie ist, ist gesund, heil und zufrieden, d.h. in Frieden mit sich selbst.

Diese Kräfte zu mobilisieren, lehrt dieses Buch. Aldo Berti macht sich damit, wie ein wahrer Boddhisattva, selbst überflüssig, denn sein Bestreben ist, daß wir ihn nicht mehr brauchen, sondern mit den angebotenen, geistigen Werkzeugen uns selbst und andere zu heilen verstehen.

Meine Erfahrung zeigt mir, daß es sich bei dem, wovon er spricht, nicht um eine idealistische Theorie handelt, sondern mit nur ein bißchen Vertrauen ist jeder gutgewillte Leser im Nu in dieser geistigen Welt und kann ihre Kräfte mit spürbarem und sichtbarem Erfolg bewegen. Die Liste von Fallbeispielen (Patientenberichten) am Ende dieses Buches zeigt auch dem, der noch an seiner geistigen Wesenheit zweifelt, daß die spirituelle Welt real ist und liebevolle Absicht unser Schicksal in positive Bahnen führt.

Also warum zweifeln? Warum denken: ›Das kann doch wohl nicht sein?‹ Warum nicht einfach sagen: ›Danke!‹ Nur weil unser Bewußtsein im vergangenen Industrie- und Kommunikationszeitalter den Menschen primär als materielles Wesen wahrgenommen und festgelegt hat?

Nein, diese Zeiten sind vorbei. Inzwischen verbreitet die Bildzeitung mit den Worten des Dalai Lama das Bewußtseinszeitalter, warum soll ich da nicht den Methoden von Aldo Berti vertrauen? Mittlerweile habe ich genug eigene Erfahrungen als geistiges Wesen gesammelt, daß ich unzweifelhaft bestätigen kann: Alles, was in diesem Buch steht, funktioniert, und noch viel, viel mehr.

Tun ist angesagt! Zweifeln verhindert Tun. Geistige Werkzeuge erleichtern Tun. Tun bringt Erfolge. Skepsis verhindert Erfolg. Also: Eignen Sie sich die Werkzeuge an, und zwar hier und jetzt mit diesem Buch, denn sie funktionieren hervorragend. Viel Spaß und Freude!

Garching im März 2004
*Clemens Kuby**

*Autor des Bestsellers »Unterwegs in die nächste Dimension« (Kösel Verlag) und Produzent des gleichnamigen Kino- und Homevideofilms. Seine Werke sind zu finden unter: www.clemenskuby.de – oder Prospekt anfordern unter Telefon ++49(0)89/326 7981 -1 bzw. Fax -2.

KAPITEL 1

ENERGIEMEDIZIN

In frühen Kulturen waren die Schöpfung und Mutter Erde heilig. Die Erde wurde wie eine sich ununterbrochen regenerierende und organisierende vitale Zelle gesehen, die durchdrungen ist von lebendigem Odem des Schöpfers. Werden, Wachsen und Vergehen steht hierbei im direkten Zusammenhang mit dem Kräftespiel des Himmels bzw. des Kosmos oder, sagen wir, des gesamten Universums. Über Zeit und Raum hinweg geht es ständig um neue Verbindungen, die auf- und abbauend wirken. Die alle Welten und Wesen durchdringenden Energiefelder bilden die klangvolle Harmonie des kosmischen Weltenwirkens. Aus dieser Weltensicht heraus ergibt sich zwangsläufig, daß es gilt, die grundlegenden Prinzipien der Schöpfung erkennen und verstehen zu lernen. Ohne dieses Verständnis ist weder in der kleinsten Zelle noch in der größten Galaxie Heilung zu begreifen. In der Beobachtung dieses göttlichen Prinzips entdecken wir die Ähnlichkeit sämtlicher geistig-energetischer Strukturen auf allen lebendigen Seinsebenen. Allein aus dem Zusammenspiel dieser nichtmateriellen Kraftstrukturen kann sich sowohl individuell als auch kollektiv lebendig-evolutionäres Heilsein entfalten, erhalten und weiterentwickeln. Alle unter Mißachtung der inneren Gesetzmäßigkeiten vorgenommenen Eingriffe in die Abläufe kosmo-energetischer Kraftflüsse führen unweigerlich zu einer erheblichen Dysfunktion. Auch unsere Nahrung ist natürlich Energie und somit ebenso wichtig in ihrer Auswahl wie die energetische Harmonie. Eine biologisch ausgewogene Ernährung bietet aufgrund natürlich belassener Produkte dafür die geeignete Vorraussetzung.

ENERGIE UND MATERIE

Bis vor kurzer Zeit war das, worüber ich in diesem Buch schreibe, für die moderne Wissenschaft reiner Humbug und unsinnige Spekulation. In jüngerer Zeit jedoch werden dank neuer Meßverfahren die feinstofflichen Zusammenhänge unseres Seins immer leichter beweisbar.

Bedienen wir uns der Quantenphysik. Die Quantenphysiker weisen nach:

Der Mensch besteht zu 0,001% aus Masse (Materie) und zu 99,999% aus Vakuum. Ein Vakuum ist ein Raum ohne Masse, der von ein- und ausrollenden Wirbelstrukturen angefüllt ist. Diese skalaren Felder durchdringen unser gesamtes Universum und bilden die kosmische Ordnung. Wenn wir in der Lage wären, in unserem Universum feste Materie zu isolieren, dann würde diese etwa die Fläche eines Fußballfeldes einnehmen. Der Rest ist schwingende Energie in unterschiedlicher Verdichtung.

Nehmen wir einmal die Atome. Der Raum zwischen den Atomen ist riesig. Stellen wir uns vor, ein *Atom* wäre ein Fußballstadion. Dann hätte der *Kern* etwa die Größe eines Fußballes in der Mitte des Spielfeldes. Der *1. Elektronenring* wäre etwa die erste Sitzreihe und *jeder weitere Ring* läge vom jeweils vorigen etwa 50 Reihen entfernt. Das nächste *Atom* befände sich dann in der nächsten Stadt. Ist das feste Materie? Wohl kaum. Selbst der Atomkern ist nicht fest, sondern besteht aus Neutronen und Protonen. Und dann? Unser ganzes Universum ist ein großes Energiefeld, und somit hat jeder Schritt unserer persönlichen Vervollkommnung und Weiterentwicklung eine Auswirkung auf die Entwicklung des ganzen Universums.

Prof. Dr. Fritz A. Popp, Institut für Biophysik in Neuss, bewies, daß sensitive Menschen in der Lage sind, die Strahlungsenergie ihrer Hände beliebig zu verändern. Er ist der Entdecker der Biophotonenstrahlung, die er zunächst als ultraschwache Zellstrahlung beschrieb. Dieses Licht hat eine Bündelung wie bei einem Laserstrahl und ist darum in der Lage, Informationen zu übertragen. Namhafte Physiker wie etwa Carl Friedrich von Weizsäcker sehen das gesamte Universum als einen sich ganzheitlich entwickelnden, lebendigen Organismus, in dem die Materie, bis hin zum subatomaren Bereich, beseelt ist. Also hat auch ein Atom, ein Elektron oder ein Proton ein Bewußtsein.

Es gibt im Grunde nichts Festes, was Materie aufbaut. Die Dinge, die wir als Masse bezeichnen, sind letztlich nur Energiewirbel in einem Vakuum.

Ich könnte diese Ausführungen natürlich noch um ein Vielfaches erweitern, und im nächsten Kapitel gehe ich auch noch einmal kurz auf diese Aspekte ein. Doch das, was mittlerweile in der Bioenergetischen Medizin oder im Geistigen Heilen beweisbar geworden ist, würde ganze Bände füllen. Wenn sich jemand nur ein wenig in dieses Gebiet vorwagt, so erübrigt sich für ihn sicherlich die Frage, ob Heilerfolge in diesem Bereich möglich sind.

Dr. Ellis Huber, der ehemalige Präsident der Berliner Ärztekammer, sagt: »Die heute noch vorherrschende Medizin ist die Naturwissenschaft des letzten [19.] Jahrhunderts, die geistige oder spirituelle Kräfte negiert. Aber die Natur des 20. Jahrhunderts unterscheidet nicht mehr zwischen Geist und Materie. Die Vorstellung, daß Menschen komplexe Uhrwerke sind, mit Defekten, die zu reparieren wären, hilft in der heutigen Zeit, wo wir alle Sorgen haben, daß das soziale Bindegewebe bricht, nicht. Wir können die Angst zwar mit Herzkathetern angehen, sie geht vielleicht weg, aber nicht auf Dauer; wir lösen das zugrunde liegende Dilemma nicht. Es geht heute darum, die Kultur des Helfens und Heilens wieder wichtiger zu machen als die Strukturen in unserem Gesundheitssystem!«

SPIEGELGESETZE

1. SPIEGELGESETZ

Alles, was mich am anderen stört, ärgert, aufregt oder in Wut geraten läßt und was ich anders haben will, das trage ich selbst in mir.

Alles, was ich am anderen kritisiere, bekämpfe und/oder verändern will, kritisiere, bekämpfe und unterdrücke ich in Wahrheit in mir selbst und wünsche mir, daß es anders wäre.

2. SPIEGELGESETZ

Alles, was mich verletzt, was ein anderer an mir kritisiert, bekämpft und/oder verändern will, zeigt mir, daß es mich betrifft und in mir noch nicht erlöst ist. Meine gegenwärtige Persönlichkeit fühlt sich gekränkt und beleidigt.

3. SPIEGELGESETZ

Alles, was mich nicht berührt, was ein anderer an mir kritisiert, mir vorwirft, an mir verändern will oder an mir bekämpft, ist sein eigenes Bild, sein eigener Charakter, seine eigene Unzulänglichkeit, die er nur auf mich projiziert.

4. SPIEGELGESETZ

Alles, was mir am anderen gefällt, was ich an ihm liebe, bin ich selbst, habe ich selbst in mir und liebe dies im anderen. Ich erkenne mich selbst im anderen, wir sind in diesen Punkten eins.

SCHATTENINTEGRATION

Wir Menschen in unserer Polarität haben gute und schlechte Seiten. Natürlich sind wir in unserer Selbstbeurteilung darauf bedacht, nur unsere guten Seiten zu sehen. Alles das, was wir unbewußt und bewußt als nicht gut betrachten, drängen wir weg, in unseren »Schatten«. Wir verdrängen aber nicht nur unsere schlechten Eigenschaften, sondern auch z.B. Talente, die wir vielleicht aus rationellen Gründen aus unserem Leben entfernt haben.

Ein klassisches Beispiel: Jemand kann gut Klavier spielen und möchte Pianist werden. Die Eltern halten das für keinen ordentlichen Beruf und beeinflussen ihr Kind so lange, bis es sich einen anderen Beruf sucht. Das Klavierspielen wird nun ganz aufgegeben und verdrängt. Dieses Trauma, den Traumberuf nicht ausüben zu dürfen, die »Chance« verpaßt zu haben, kann sehr bestimmend für das weitere Leben sein.

Da Körper, Geist und Seele immer nach »Ganzheit« streben, will das, was wir in den Schatten verdrängt haben, integriert werden. Aus diesem Grunde werden Schatteninhalte in die äußere Welt projiziert und dort von uns bekämpft. Oft benutzen wir Personen, die ähnlich wie wir selbst sind, als Projektionsfläche.

Ziel der Schattenintegration ist es, daß unser Ich erkennt, daß es die Wesenseigenschaften, die es bekämpft, auch in sich hat. Dieser Prozeß läuft unbewußt und wird dadurch meist nicht erkannt. Ein Beispiel: Wenn ein Mensch in sich die Arroganz nicht erkennt, so gerät er oft in Situationen, in denen er auf eine Person trifft, die auch Arroganz in sich trägt und diese auch auslebt. Geschieht dies, so projiziert sein Unterbewußtsein die eigene Arroganz auch noch in die andere Person hinein. Dadurch wird das Gegenüber als arroganter erlebt, als es wirklich ist. Machen wir uns diesen unbewußten Vorgang bewußt und nehmen wir die Projektion zurück, dann erkennen wir den anderen, wie er wirklich ist.

Wenn wir einige unserer Schatten erkannt haben, können wir uns daranmachen, sie energetisch zu integrieren.

ÜBUNG

- Konzentriere dich auf etwas aus deinem Schatten, und bitte darum, es integrieren zu dürfen.
- Öffne dein Kronen-Chakra
- Visualisiere nun eine schöne grüne Wiese, auf der du stehst.
- Gehe ein wenig auf der Wiese hin und her, und nimm wahr, was du siehst: Tiere, Bäume, Gräser und Blumen. Die Sonne scheint, und der Himmel ist wunderschön blau.
- Aus deinem Herzen heraus tritt ein goldener Lichtstrahl, der dich mit dem, was du aus deinem Schatten visualisierst, verbindet.
- Folge nun dem Strahl.
- Nachdem du ein wenig gelaufen bist, siehst du eine Mauer. Die Mauer umfaßt die ganze Wiese.
- Du siehst an einigen Stellen in der Mauer Türen und Tore. In den Türen und Toren sind Fenster, durch die du schauen kannst. Du bist dir bewußt, daß dein Schatten auf der anderen Seite der Mauer ist.
- Dein Lichtstrahl scheint durch ein Fenster hindurch.
- Geh auf das Fenster zu, um dem Lichtstrahl zu folgen. Du kannst auf der anderen Seite noch nicht viel erkennen, es ist dunkel.
- Du öffnest nun die Tür mit dem Fenster und gehst hindurch. Du folgst dem Lichtstrahl aus deinem Her-

zen in die Dunkelheit. Dein Ziel ist es, jene Eigenschaft zu integrieren, die du visualisiert hast.

- Du folgst dem Lichtstrahl, bis du dein Ziel erreicht hast.
- Nun siehst du die Eigenschaft in dir, die du bislang in deinen Schatten verdrängt hast.
- Du fühlst dich geborgen und wohl. Du weißt, daß du nun diese Eigenschaft in dein Bewußtsein integrieren wirst.
- Dadurch wirst du wieder ganz, komplett, glücklich und heil.
- Die Eigenschaft hat hier schon auf dich gewartet. Visualisiere nun, wie du der Eigenschaft etwa zehn Minuten gute Energie gibst. Dabei siehst du, wie die Eigenschaft immer heller und strahlender wird.
- Bitte dein Höheres Selbst nun darum, daß du diese Eigenschaft als Teil deiner selbst akzeptieren und annehmen kannst.
- Gib so lange Energie in die Eigenschaft, bis sie so hell und strahlend ist, daß sie vom Licht, das von der Sonne über deine Wiese strahlt, angezogen wird.
- Du siehst nun, wie die Eigenschaft sich auf die Sonne zubewegt und dann ganz in ihr aufgeht.
- Du gehst zu der Tür zurück, durch die du gekommen bist, gehst hindurch und schließt sie wieder.
- Du stehst wieder auf deiner Wiese und genießt den Blumenduft und die wärmende Sonne.
- Du hast das Gefühl von Weite und größter Freiheit.
- Nun kehre langsam wieder in dein Wachbewußtsein zurück, atme noch mal tief ein und aus, und erst dann öffne die Augen.

Du kannst diese Meditation selbst auf Kassette sprechen oder jemanden deines Vertrauens bitten, sie für dich zu lesen. Wiederhole sie mit anderen »Schattenbewohnern«.

DISHARMONIE AUSLÖSENDE EINFLÜSSE
AUF VERSCHIEDENEN EBENEN

Physische Ebene (Körper):
· physisches Trauma (Unfall etc.)
· zu starke Beanspruchung der Knochen und Muskeln
· Bewegungsmangel
· körperliche Fehlhaltung
· schlechte bzw. oberflächliche Atmung

Emotionalebene:
· emotionale Traumen
· Ängste
· Phobien
· Existenzsorgen
· mangelndes Selbstwertgefühl
· mangelnder Zugang zum eigenen Inneren
· alte Verhaltensmuster
· nicht vorhandene oder gelebte Liebe
· Haß, Eifersucht, Neid etc.

Mentalebene:
· problematische Familienverhältnisse
· unausgewogenes Schlaf-, bzw. Ruheverhalten
· Unentschlossenheit
· Perfektionismus
· mangelnde eigene Organisation und Zeiteinteilung
· Mißbrauch von Drogen und Medikamenten
· schlechte Gedanken

Chemische Ebene:
· wenig trinken
· einseitige Ernährung
· Schwermetallbelastung
· genetisch bedingte biochemische Störungen
· Umweltverschmutzung
· ernährungs- oder umweltbedingte Allergien
· Insektizide, Pestizide, Sprays etc.
· Kunststoffe

Uns umgebende Umwelt:
· Lärm
· Neon- und Halogenlicht
· spezifische Farben und Lacke
· Strahlenbelastung, elektromagnetische Belastung
· Wasseradern

BETRACHTUNGEN VON KRANKHEIT

Krankheit ist ein Aspekt unseres Lebens schlechthin und vom Menschen nicht zu trennen. Besonders empfindsame Menschen sind es, die im Thema Krankheit so etwas wie eine Läuterung oder Metamorphose erfahren, da sie anfälliger für diese Seite des Lebens sind.
(JOHANN WOLFGANG VON GOETHE)

Krankheit ist weder Grausamkeit noch Strafe, sondern einzig und allein ein Korrektiv, dessen sich unsere eigene Seele bedient,
… um uns auf unsere Fehler hinzuweisen,
… um uns von größeren Irrtümern zurückzuhalten,
… um uns daran zu hindern, mehr Schaden anzurichten, und
… um uns auf den Weg der Wahrheit und des Lichts zurückzubringen, von dem wir nie hätten abkommen sollen.

(DR. EDWARD BACH)

Geh du in dein Haus zurück, Arzt, mein Leiden ist jenseits deiner Künste. Der, der dieses Leid geschaffen hat, wird sich auch um mein Wohlergehen kümmern.
(KUBIS SAHIB)

Seelenleiden, in die wir durch Unglück oder eigene Fehler geraten, sie zu heilen vermag der Verstand nichts, die Vernunft wenig, die Zeit viel, entschlossene Tätigkeit hingegen alles.

(JOHANN WOLFGANG VON GOETHE
IN »WILHELM MEISTER«)

Keiner kann Leid vermeiden. Um nicht leiden zu müssen, entwickeln wir Menschen verschiedene Mechanismen. Viele werden regelrechte Meister im Verdrängen oder Verharmlosen von Leid. Oft kommt es jedoch wieder in einer umgewandelten Form zum Vorschein: als Aggression, Wut oder Haß.

(LAMA DAGSAY TULHA)

KAPITEL 2

GEISTIGES HEILEN – BIOENERGETISCHE MEDIZIN

NACH ALDO BERTI

Körper, Geist und Seele sind krank – wie kommt es dazu?
Neben den Einflüssen der grobstofflichen Welt – dazu gehören Unfälle oder andere Einwirkungen auf den Körper – gibt es noch feinstoffliche Bereiche, durch die unsere innere Ordnung gestört wird. Es kommt zu Blockaden; Körper, Geist und Seele geraten in ein Ungleichgewicht, in eine Disharmonie. Geistiges Heilen/ Bioenergetische Medizin ist eine Methode, die den gesamten Organismus unterstützt und Körper, Geist und Seele von Blockaden befreit. Sie ist in der Lage, das Nerven- und das Immunsystem zu unterstützen, den Stoffwechsel zu harmonisieren, die Drüsenfunktion zu optimieren und auch die Blutgefäße zu reinigen und zu entschlacken. Mit ihr werden die Selbstheilungskräfte aktiviert, was dazu führt, daß sich der Patient ausgeglichener, ruhiger, gelassener und selbstsicher fühlt.

Die Behandlungserfolge erstrecken sich vom verschwundenen Kopfschmerz bis hin zu verschwundenen Tumoren. Dies hat dazu geführt, daß ich heute zu 80% mit sogenannten austherapierten Krebspatienten arbeite. Wir erleben mit dieser Arbeit Erfolge bis zu absoluten Ausheilungen, die schulmedizinisch nicht zu erklären sind.

An dieser Stelle möchte ich schon mal anmerken, daß ich kein Wunderheiler bin. Ich habe vielleicht eine Gabe, Impulse zu setzen, die den Patienten hilft, sich selbst zu heilen. Das Wichtigste in meiner Arbeit ist jedoch das Gebet! Ohne die Unterstützung der Geistigen Welt wäre meine Arbeit nicht möglich. Hier sei festgestellt, daß meine Religiosität nicht konfessionell gebunden ist. In der Freimaurerei heißt es: »Großer Baumeister aller Welten«; in diesem Begriff für das Göttliche oder das Schöpferprinzip können wir uns wohl alle wiederfinden, egal aus welcher Richtung wir kommen.

Nun aber zurück zur Bioenergetischen Medizin.

Was heißt eigentlich »Bioenergie«? Es ist die Lebensenergie, die der große Arzt Paracelsus als »Vis Vitalis« bezeichnet hat. Die Inder nennen sie »Prana«; aus Japan kennen wir den Begriff »Ki«, bei den Chinesen heißt es »Chi«. In unseren Breitengraden ist sie uns auch als »Od-Kraft« bekannt. Meßmer hat sie als »Magnetismus« beschrieben.

In der heutigen Zeit sind wir in der Lage, diese Lebensenergie oder die Existenz des Energiefeldes, das alles Lebendige umgibt, gemäß wissenschaftlichen Kriterien zu beweisen.

In den siebziger Jahren wurde durch den Wissenschaftler Dr. Fritz A. Popp die Biophotonenstrahlung nachgewiesen, die imstande ist, Informationen zu transportieren. Dieses Licht in unseren Zellen kann Informationen in Lichtgeschwindigkeit an jeden Ort des Körpers befördern und dort biochemische Prozesse aktivieren oder hemmen, Strukturen bilden oder auflösen.

Es gibt Experimente mit dem EKG und dem EEG (Herz- und Hirnstrommessung), die zeigen, daß bei gleichzeitiger Ableitung von EKG und EEG das EKG wellenförmig bestimmte Teile der Hirnstromkurve des EEG überlagert:

Das Experiment*

Zwei Versuchspersonen saßen sich im Abstand von zwei Metern gegenüber. Wenn eine der beiden ihren Geist auf Gedanken des wohlwollenden Mitgefühls konzentrierte, so erschien das EKG-Signal des Absenders in deutlicher Form in den EEG-Wellen des Empfängers. Dies stellte die direkte Übertragung eines Gedankenmusters auf einen anderen Menschen dar.

Das geschilderte Phänomen trat nur bei Gedanken des wohlwollenden Mitgefühls auf. Richtete der Absender seine Gedanken auf etwas Unspezifisches und nicht auf sein Gegenüber, so fehlte der Empfang eines EKG-Signals beim Empfänger.

Ein weiteres Experiment*

In einer klinischen Untersuchung ließen sich 44 gesunde Männer eine Schnittwunde am Oberarm zufügen. Sie wurden dann in separaten Räumen untergebracht, mußten einmal täglich den Arm durch eine Öffnung in der Wand strecken, und dann wurde ihre Wunde entweder durch Energieübertragung ohne Kontaktaufnahme behandelt oder eben nicht. Bis zum 13. Tag waren 13 der 23 Behandelten vollständig geheilt, bei den unbehandelten Personen hatte sich keine einzige Wunde geschlossen.

Noch ein Experiment*

Über einen Zeitraum von zehn Monaten wurde für 500 Patienten einer kardiologischen Abteilung – ohne ihr Wissen – täglich gebetet, für weitere 500 nicht. Alle erhielten weiterhin die gleiche kardiologische Standardbehandlung. Die Gruppe, für die gebetet wurde, brauchte fünfmal weniger Antibiotika, die Bildung von

*Quelle: Dr. Harald Wiesendanger, Das große Buch vom Geistigen Heilen

Lungenödemen war dreimal geringer, keiner mußte künstlich beatmet werden, und es starben eindeutig weniger Menschen aus dieser Gruppe als aus der anderen.

In meiner eigenen Praxis darf ich miterleben, wie sogenannte »austherapierte« Patienten, die ihr Lebensende vor Augen haben, durch Gebete wieder vollständig genesen.

Wir können, ohne uns in esoterische Schwärmerei zu begeben, konstatieren, daß ein Mensch, der einem anderen durch Gebete oder das Handauflegen seine Liebe und sein Mitgefühl übermittelt, mit der harmonisierenden und balancierenden Wirkung dieser feinstofflichen Energiezustände physische Krankheiten heilen oder lindern kann.

Die Bioenergie als steuernde Zellstrahlung ist es, die uns am Leben hält und uns zum Bestandteil der schwingenden Energie des Universums macht. Durch die positive Einflußnahme auf unsere Lebensenergie erfahren wir eine effektive Zunahme von Lebensqualität, Wohlbefinden, innerer Zufriedenheit und damit Gesundheit. Alles, was uns umgibt, schwingt sich an uns entweder auf- oder abbauend aus.

Anhand der geschilderten Zusammenhänge wird offenbar, daß ich meine Arbeit auf verschiedenen Ebenen erklären kann, je nachdem, wo ich den geneigten Leser oder den Patienten abholen darf. Alle Ebenen wirken zusammen. Deshalb wählte ich für meine Arbeit die geistige und die irdische Bezeichnung:

Geistiges Heilen – Bioenergetische Medizin

Das Geistige Heilen funktioniert nicht wie eine Pille, die wir uns verschreiben lassen und nach deren Einnahme wir dann auf Besserung warten. Vielmehr bedeutet die Rückkehr zur Gesundheit, an sich zu arbeiten und Dinge, die zur Disharmonie führten, zu verändern.

Wenn sich die Umstände nicht mehr verändern lassen, müssen wir unsere innere Ausrichtung zu der jeweiligen Situation so neutralisieren, daß es beim Daran-Denken nicht mehr schmerzt, wir also aus der Polarität des Destruktiven erlöst werden. Ohne persönliche Veränderung werden wir im Laufe der Zeit nur ein anderes Problem schaffen, das uns dann wiederum dazu auffordert, nach der Quelle zu suchen, aus der die Krankheit stammt. Über die positive Arbeit an uns selbst und damit an unserem Energiefeld finden wir Zugang zu unserem tiefsten Sein. Ein Heiler kann dabei eine Stütze sein, arbeiten müssen wir selbst an uns. Darin liegt der Schlüssel zu aller Heilung. Energiearbeit schlägt die Brücke zu unserer Seele, zu unserem inneren Leben, zu dem göttlichen Funken in jedem von uns.

Um zu erklären, wie Körper, Geist und Seele miteinander verbunden sind, möchte ich das Beispiel eines Motors bemühen:

»Geist« ist der Maschinist, der die Maschine (Körper) mittels Kraftstoff (Seele) zum Laufen bringt.

Alles, was uns umgibt, schwingt in unterschiedlichen Frequenzen, und wir können ganz grob sagen, daß alles, was sehr niedrig schwingt, eher Schwere und Last sowie Mißstimmung und Depression in sich trägt und nicht dem Aufbau, sondern eher dem Abbau von Lebensenergie dient. Im Gegensatz dazu ist alles, was von hoher Schwingung genährt wird, aufbauend und stärkt die Lebensenergie und -harmonie.

Alles, was wir durch unsere Gefühle, Taten, Worte und Gedanken aussenden, hat bestimmte Schwingungsfrequenzen. So können wir uns also, je nach Ausrichtung unserer Energien, in eine auf- oder abbauende Frequenz begeben, denn die Schwingungen ziehen sich gemäß ihrer Ausrichtung an und nähren sich entsprechend. Richten wir unsere Aufmerksamkeit auf höhere Schwingungen, so erhalten wir Nahrung aus dieser Ebene. Ebenso werden wir bei Ausrichtung auf niedere Ebenen auch von diesen festgehalten. Die höheren Schwingungsbereiche werden von Ehrlichkeit, Wahrheitsliebe, Freundschaft und Liebe gegenüber allen Wesen und der ganzen Schöpfung geprägt. Indem wir uns den höheren Schwingungen zuwenden, erschaffen wir uns unser Umfeld immer wieder selbst, denn unser Aussenden von hoher Schwingung wird – wie wir ja schon wissen – mit ebendieser wieder belohnt. Denken wir also daran, daß es klug ist, nur das in die Welt hineinzugeben, was wir auch bereit sind, von ihr zu empfangen.

Ein guter Heiler ist jemand, der in der Lage ist, durch seine eigene hochfrequent schwingende Liebesenergie mit Hilfe der Geistigen Welt krankmachende Energien aus Körper, Geist und Seele des Klienten zu erlösen. Dies darf er aber nicht immer und in jedem Fall tun.

Für manche Menschen ist ihre Krankheit die einzige Chance, ein Bewußtsein für ihre eigene, individuelle Disharmonie zu entwickeln!

Es ist sehr wichtig und gehört zur unbedingten Verantwortung eines Heilers, daß er erkennt, wann er mit einer Behandlung in das Schicksal eines Menschen eingreifen würde, denn das darf er nicht! Als Heiler darf ich einen Menschen nur dann von seinen krankmachenden Energien befreien, wenn er bereit ist, mit dieser neugewonnenen Erfahrung verantwortungsvoll umzugehen.

Als Heiler mit überwiegend Tumorpatienten stelle ich fest, daß nicht der Tumor das größte Problem darstellt. Diesen in den Griff zu bekommen geht häufig sehr schnell, die Heilung beginnt danach. Doch:

Nur wenn der Patient bereit ist, seine bisherige Lebens-führung in Frage zu stellen, umzudenken und sich dann auch zu verändern, kann dauerhafte Heilung auf allen Ebenen geschehen.

Die Behandlung der äußeren Symptome ist immer nur eine Unterstützung der inneren Heilung.

Geistiges Heilen/Bioenergetische Medizin dient der gesunden Lebensgestaltung, da sie sanft und ganzheitlich auf alle Ebenen des menschlichen Seins wirkt. Sie reinigt sie und löst Blockaden, bringt den gesamten Organismus in seine ureigene, individuelle Schwingung zurück, so daß Harmonie, innerer Frieden, Selbstvertrauen und Gesundheit der Lohn sind.

KAPITEL 3

DIE CHAKREN

Die Chakren sind feinstoffliche Energiezentren, die aus der Umwelt Energie aufnehmen. Ihre angeschlossenen Drüsen und Organe werden mit dieser Energie versorgt, und nach der Verstoffwechslung wird die verbrauchte Energie wieder über die Chakren aus dem Körper geleitet.

Die Chakren empfangen geistig-spirituelle Schwingungen oder Sendungen. Im optimalen Fall schwingen sie ruhig und gleichmäßig, wobei sie sich bei Aufnahme von Energie im Uhrzeigersinn und im Abgabefall gegen den Uhrzeigersinn drehen. – Ich bin mir bewußt, daß in anderer Literatur anders und sehr unterschiedlich darüber geschrieben wird, es hat sich in meiner Arbeit jedoch immer wie hier beschrieben gezeigt. – Sind die Chakren blockiert, so kann die Energie nicht mehr ungehindert und frei fließen, und es entsteht ein Energiestau.

Die Chakren wirken im physischen Bereich besonders auf die endokrinen Drüsen (Drüsen, die ihr Sekret nach innen abgeben). Das heißt natürlich auch, daß wir mit unserer geistigen Einstellung und unserem Denken die Möglichkeit haben, die Drüsenfunktionen und damit unsere Hormone zu beeinflussen. Die gesunde Hormonfunktion ist die unbedingte Voraussetzung für körperliche Gesundheit.

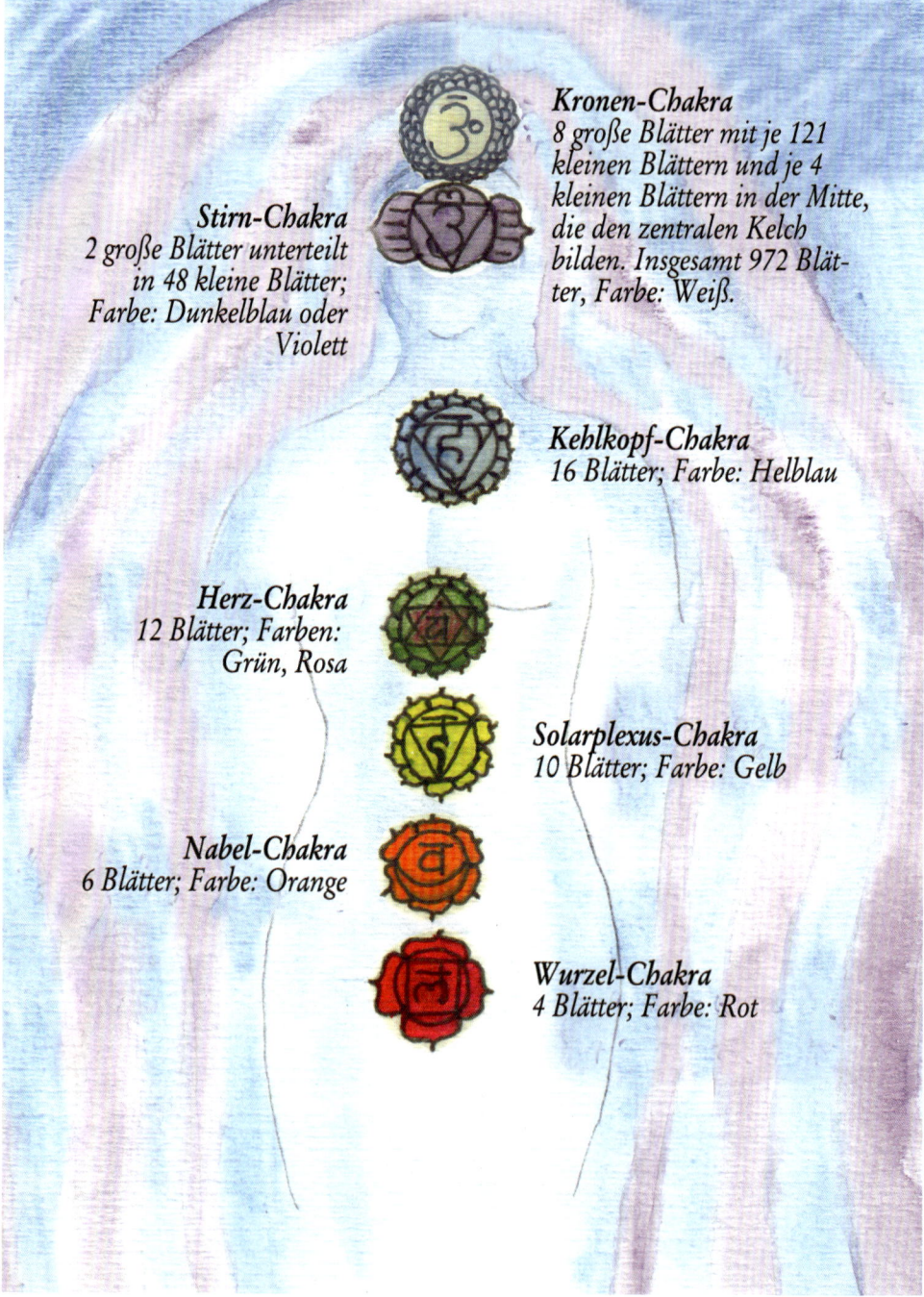

Kronen-Chakra
8 große Blätter mit je 121 kleinen Blättern und je 4 kleinen Blättern in der Mitte, die den zentralen Kelch bilden. Insgesamt 972 Blätter, Farbe: Weiß.

Stirn-Chakra
2 große Blätter unterteilt in 48 kleine Blätter; Farbe: Dunkelblau oder Violett

Kehlkopf-Chakra
16 Blätter; Farbe: Helblau

Herz-Chakra
12 Blätter; Farben: Grün, Rosa

Solarplexus-Chakra
10 Blätter; Farbe: Gelb

Nabel-Chakra
6 Blätter; Farbe: Orange

Wurzel-Chakra
4 Blätter; Farbe: Rot

HÄUFIGE STÖRUNGEN DER CHAKRENFUNKTION

1. Energie kann durch Blockierung nicht ausreichend aufgenommen werden.
2. Energie kann durch Blockierung nicht ausreichend abgegeben werden.
3. Der Energiefluß einzelner Chakren ist zu stark und entzieht dadurch anderen Chakren Energie. Ursachen hierfür können u.a. einseitige Entwicklung oder Beanspruchung sein. Auch traumatische Ereignisse, die entweder in der Entwicklungsphase der Chakren oder zu einem späteren Zeitpunkt auf das jeweilige Chakra einwirken, können verantwortlich sein.
4. Es besteht die Möglichkeit, daß aufgenommene Energie sehr stark mit negativen Kräften besetzt ist, denen der Unwissende dann ziemlich schutzlos ausgeliefert ist. Energie ist nicht immer nur positiv, heilend und leuchtend, sondern sie kann ebenso schlecht, negativ und destruktiv sein. Derjenige, der darum weiß, kann sich aber gegen diese negative Energie schützen. Dazu kommen wir in späteren Kapiteln.

Ein gut funktionierendes Chakra dreht sich im Uhrzeigersinn, um Energie aufzunehmen, und transformiert die Energie, die der Organismus aus dem universalen Energiefeld braucht. Dann wird die Energie an die entsprechenden Orte im Organismus geleitet. Dreht sich ein Chakra in die entgegengesetzte Richtung, kann es keine Energie aufnehmen. Es stößt sie quasi ab oder leitet verbrauchte Energie wieder aus. Daraus erklärt sich schon, warum wir beim Zuführen von Energie mit rechtsdrehenden Handbewegungen arbeiten sollten (die Energie im Uhrzeigersinn einarbeiten). Beim Ableiten von verbrauchter oder negativer Energie hingegen arbeiten wir mit linksdrehenden Handbewegungen (als wenn wir die Energie aus dem Körper herausdrehen).
Es ist also sinnvoll, erst einmal zu erfühlen, wie die Chakren sich

gerade drehen. Mit ein wenig Übung geht dies sehr schnell. Oft erlebe ich, daß sich einige Chakren pathologisch falsch herum drehen. Ein – wodurch auch immer hervorgerufenes – ständiges Linksdrehen verursacht einen gestörten Stoffwechsel und leitet alle Energien nach außen. Menschen in dieser Lage haben bei Nachfrage auch das Gefühl, ständig Energie zu verlieren, obwohl sie vielleicht sogar viel dafür tun, sich energetisch aufzuladen.

Jedes Chakra hat bestimmte psychische Funktionen. Diese sind sehr individuell, da sie sich erst mit dem Heranwachsen voll entwickeln. Jedes Chakra ist deshalb entsprechend der persönlichen Entwicklung von seiner psychischen Funktion geprägt. Wir können sehr langfristige Lebensthemen in den Chakren erkennen, ebenso wie aktuelle Lebenssituationen. Da wir heute wissen, daß nahezu jede Krankheit auf eine psychische Ursache zurückgeführt werden kann, bringt uns der Zusammenhang, Psyche–Chakra, eine große Bandbreite von Behandlungsmöglichkeiten.

ERSTES CHAKRA
Wurzel- oder Basis-Chakra

Vitale Energie, Fortpflanzung, Sicherheit, Selbstbehauptung, das Schöpferische, die Quantität der Lebensweise, der Lebenswille, die Qualität der physischen Energie sowie des Willens, in der Wirklichkeit zu leben, Vertrauen und Urvertrauen sind hier das Thema.
Vom Wurzel-Chakra aus wird die Energie die Wirbelsäule hinaufgeleitet. Ein Ausspruch, der zu einem gesunden Wurzel-Chakra paßt, lautet:

»Ich stehe fest im Hier und Jetzt!«

Jemand, der so verankert ist, kann oft die Energiesysteme seines Umfeldes wieder aufladen.

Menschen, bei denen das Wurzel-Chakra schwach ist, nehmen wir kaum wahr, wenn sie einen Raum betreten, sie scheinen schlicht nicht vorhanden. Diese Menschen sind kränklich, arbeiten nicht gern körperlich und haben im allgemeinen sehr wenig Energie.

Ist das Wurzel-Chakra gut ausgebildet und offen, kann sexuelle Lust körperlich geschenkt und empfangen werden. Ein echter Orgasmus (physisch und psychisch) ist aber nur möglich, wenn alle Chakren durchgängig sind und in Harmonie miteinander schwingen.

Das Wurzel-Chakra steht in Verbindung mit den Nebennieren (Hormone: Aldosteron, Kortisol, Kortison, Testosteron, Adrenalin und Noradrenalin). Der ganze Organismus wird durch das Wurzel-Chakra mit Energie versorgt, die es vornehmlich aus den Erdkräften zieht. Außerdem werden hier das Knochengerüst sowie die Blutbildung im Knochenmark unterstützt.

Unsere fünf Sinne sind verschiedenen Chakren zugeordnet. Das Wurzel-Chakra regiert den Tastsinn sowie den Gleichgewichtssinn. – Hören, Riechen und Schmecken sind dem Kehlkopf-Chakra, das Sehen dem Stirn-Chakra zugeordnet.

Im Zusammenspiel mit der Aura steht das Wurzel-Chakra für den unteren, ätherischen Leib in der physischen Ebene.

Krankheiten aufgrund einer Störung dieses Chakras:
Morbus Cushing, Morbus Addison, Conn-Syndrom, Phäochromozytom

Das Wurzel-Chakra ist wichtig für:
Wasser- und Salzhaushalt, Pulsschlag, Ausbildung von weiblichen- und männlichen Geschlechtsmerkmalen, Regelung des weiblichen Zyklus, Fortpflanzung

ÜBUNG
für das Wurzel-Chakra

Gegrätschte Beine – Knie und Zehen nach außen – Gesäß bis auf Knietiefe hinunterbeugen – mehrmals rauf und runter gehen – gleichzeitig Becken so weit wie möglich nach vorn und nach hinten schwingen lassen – Beckenschwung in hoher und in tiefer Stellung, wobei die tiefere Stellung die wichtigere ist.
Diese Übung dreimal wiederholen.
Ein guter Ort für diese Übung ist das Wasser.

ZWEITES CHAKRA
Nabel-, Sakral- oder Sexual-Chakra

Dies ist das emotionale Kommunikations-Chakra; hier sind die Themen Ausscheidung, Reinigung (körperlich und seelisch), die Fähigkeit, mit seiner Umwelt in Kontakt zu kommen, die Quantität der physischen Energie, Aktivität, innere Stärke, Verdauung, die Qualität der Liebe für das andere Geschlecht, lustvolles Geben und Nehmen auf der körperlichen, mentalen und spirituellen Ebene.

Dieses Chakra gehört zum Emotionalleib der physischen Ebene. Als Wahrnehmungsorgan gibt uns das Nabel-Chakra Informationen über Gefühlszustände, und zwar über die eigenen und die anderer Menschen. Wir spüren, womit die Schmerzen des anderen einhergehen.

Bei Blockaden in diesem Chakra wird die Person kein sexuelles Bedürfnis haben oder zumindest kein starkes. Sie wird Sexualität meiden und deren Bedeutung in ihrem Leben herunterspielen. Somit verkümmert dieses Chakra nach und nach, und es kommt unter Umständen zu heftigen Folgen.

Gleiches gilt im übrigen auch für das Wurzel-Chakra. Wurzel- und Nabel-Chakra bilden zusammen den Hara-Bereich. Ist das Nabel-Chakra gut ausgebildet, so durchbricht seine Kraft die selbstauferlegten Grenzen zwischen Mann und Frau (ebenso bei gleichgeschlechtlichen Partnern). Sie werden zueinander hingezogen.

In unserem Beckenraum liegt die Quelle der Vitalität, und jede negative Beeinflussung in diesem Bereich sorgt für eine Minderung der körperlichen und sexuellen Vitalität.

Der Orgasmus wirkt reinigend auf Energieblockaden sowie tiefsitzende innere Spannungen und revitalisiert den gesamten Organismus, da er sich durch alle Kraftzentren bewegt. Die mit Liebe und Respekt für die Individualität des anderen gelebte Sexualität zweier Menschen führt zu einer Vermählung der körperlichen wie der spirituellen Aspekte. Impotenz sowie ein frühzeitiger Samenerguß beim Mann und die sogenannte Frigidität bei der Frau haben als Ursache oft ein großes Defizit im Wurzel- und Nabel-Chakra.

Es kommt auch vor, daß eines der beiden Chakren offen und das andere geschlossen ist. In diesem Fall gibt es oft ein großes Ungleichgewicht zwischen den sexuellen Phantasien und dem, was in der Realität wirklich umsetzbar ist. Hier kommen auch negative, vielleicht gar gewalttätige sexuelle Phantasien vor. Die Befriedigung solcher Phantasien ist natürlich sehr schwer, und die Person schämt sich vielleicht für diese Wünsche. Solche Menschen haben häufig wechselnde Sexualpartner, da sie unfähig sind, sich auf eine feste sexuelle Beziehung einzulassen.

Das Nabel-Chakra steht in Beziehung zu den Keimdrüsen von Mann und Frau (Hoden und Eierstöcke). Diese sind wichtig für die Ausbildung der weiblichen und männlichen Geschlechtsmerkmale sowie die Regelung des weiblichen Zyklus und der Fortpflanzung (Hormone: Testosteron, das im Gelbkörper produzierte Progesteron und Östrogen).

Ein Spruch, der zu diesem Chakra paßt:

>>*Mach mich zum Werkzeug deines Friedens.*<<
(FRANZ V. ASSISI)

Krankheiten aufgrund einer Störung dieses Chakras:
Unfruchtbarkeit, Eierstockentzündungen, Eierstockzysten, Eilei-
terentzündungen, Gebärmuttersenkung, Gebärmuttermyom, En-
dometriose, Gebärmutterkrebs, Prostatismus, Prostzataabszeß,
Prostaadenom und -karzinom etc.

Das Nabel-Chakra ist wichtig für:
Blut, Lymphe, Sperma und alle anderen Flüssigkeiten in uns.

ÜBUNG
für das Nabel-Chakra

Aufrecht stehen – Beine schulterbreit – Füße parallel
– Knie leicht beugen – mit dem Becken leicht hin und
her schwingen – dann Hüftkreisen – dabei Hände auf
die Hüften legen.

DRITTES CHAKRA
Solarplexus-Chakra oder Sonnengeflecht

Die Themen hier sind Umwandlung von Grobstofflichem, Materiellem, Triebhaftem in Feinstoffliches, Seelisch-Geistiges und Harmonisches, Lebensfreude, seinen Platz im Universum erleben,
Weisheit und Güte, Verbindung von Gefühlen und Stimmungen,
innere Harmonie für Körper, Geist und Seele.
Organisch gehören zum Solarplexus-Chakra der Magen, die

Bauchspeicheldrüse, die Gallenblase, die Leber, die Milz, der Darm und auch Teile des Nervensystems. Dies ist das Zentrum des unbewußten, vegetativen Nervensystems. Bei guter Ausbildung können wir hier unsere Einzigartigkeit im Universum, unseren ganz eigenen Platz, finden. Wir sind sicher und geborgen im Universum verankert. Eine Person, die ein gut funktionierendes Solarplexus-Chakra hat, ist auch in der Lage, ihre Gefühle intellektuell zu verstehen, und wird nicht von ihnen überflutet. Sie kann Beziehungen herstellen und ihre tiefen und reichen Gefühle ordnen.

Im Falle einer Störung sind die Emotionen eines Menschen unbeherrschter und eventuell extrem. Ist das Solarplexus-Chakra verletzt, kann es sein, daß ein Mensch überhaupt nichts spürt und/oder fühlt. In diesem Fall kommt es manchmal zu Selbstverletzungen, die sich der Mensch zufügt, um etwas zu spüren. Eine Person in diesem Zustand kann ihre Einzigartigkeit im Universum nicht wahrnehmen.

Eventuell ist ein gestörtes Solarplexus-Chakra auch ein Block zwischen dem Herzen und der Sexualität. Das heißt, sind Wurzel-, Nabel- und Herz-Chakra geöffnet, das Solarplexus-Chakra jedoch geschlossen, kann die Sexualität nicht mit der Liebe verbunden werden oder aber die Liebe nicht mit der Sexualität.

Das Solarplexus-Chakra ist der zentrale Haltepunkt in unserem Leben hier auf Erden. Hier liegt der Verbindungspunkt der Erdkräfte mit den Kräften des Himmels in uns. Ist das Solarplexus-Chakra gut ausgebildet, ermöglicht es uns in Verbindung mit einer gesunden Erdung die optimale Nutzung der geistigen Energien. Ist diese Verankerung nicht ausreichend, kommt es häufig vor, daß spirituell arbeitende Personen zu sehr »abheben« und von den geistigen Energien so dominant vereinnahmt werden, daß ein gesundes, erdverbundenes Leben kaum noch möglich ist. Dann »exkarnieren« wir, doch das Gegenteil sollte der Fall sein. Inkarnation bedeutet: ins Fleisch bringen. Dies sollten wir bei der geistigen Arbeit immer beachten! Alles, was wir in der Bewußtseinserweiterung erfahren, muß ins Leben gebracht werden, in unser tägliches Leben integriert werden. Es nur intellektuell zu verstehen hat keinen Wert und raubt nur Lebenskräfte. Ergo, was wir uns theoretisch und aufgrund von Erfahrungen erarbeitet haben, sollten wir auch vorleben und selbst leben.

Der aufmerksame Leser könnte jetzt einwenden, daß unser Herz-Chakra doch der Mittelpunkt der Chakren ist, somit Himmels- und Erdkräfte sich dort begegnen müßten und nicht im Solarplexus-Chakra. Dennoch ist es so, denn da wir Geist sind, der in seinen wiederkehrenden Erdenleben immer wieder menschliche Erfahrungen macht, müssen die Erdhaltekräfte bei einem inkarnierten Menschen eine stärkere Gewichtung haben als die Himmelskräfte. Darum wurde der energetische Schwerpunkt auf das Solarplexus-Chakra gelegt. Denn über das Herz-Chakra stehen wir in Verbindung mit dem Astralleib, also der Spiegelachse der materiellen und der immateriellen Welt; hier wären die Haltekräfte nicht stark genug, und mit den geistigen Erkenntnissen würden wir immer weiter in die Transzendenz gezogen.

In der Interaktion zwischen zwei Menschen entstehen sogenannte »Energiebänder«, die sie miteinander verbinden. Sind sich Menschen sehr nah und herrscht bei ihnen ein harmonisches Miteinander, werden diese Bänder sehr stark und leuchtend hell. Sind Beziehungen eher oberflächlich und flüchtig, sind auch die Bänder entsprechend. Das Solarplexus-Chakra bildet somit die Nabelschnur zu anderen Wesen und spiegelt die Beziehungen wider, die zwischen Mutter und Kind herrschten.

Endet eine Beziehung, so gehen die Energiebänder auf ein Minimum zurück. Allerdings lösen sie sich nie ganz auf. So kommt es oft vor, daß es einer Person nicht gelingt, sich von einem anderen zu lösen, weil das Band unter Umständen durch Trauer, Sehnsucht etc. genährt wird

Wenn ein Partner stirbt, ist es deshalb wichtig, gute Trauerarbeit zu leisten, damit sich das Band auf ein normales Maß verringert und den Verstorbenen nicht auf der Erde festhält. Denken wir daran: Ganz löst sich das Band nie auf, und wenn wir eines Tages von dieser Welt gehen, werden wir auf der anderen Seite von denen empfangen, mit denen uns die Energiebänder verbinden.

Im hinteren Solarplexus-Chakra liegen auch der Wille zur Heilung und der Wille zur Gesundheit (außer dem Kronen- und dem Wurzel-Chakra hat jedes Chakra immer eine vordere und eine hintere Öffnung).

Die zum Solarplexus gehörende Drüse ist die Bauchspeicheldrüse (Pankreas) mit ihrem Hormon Insulin, welches wichtig ist für die Regelung des Zuckerhaushaltes, im Zusammenspiel mit den Hormonen von Schilddrüse (T3/T4) und Nebenniere (Aldosteron, Kortisol, Kortison, Testosteron, Adrenalin und Noradrenalin).

Dieses Chakra gehört zum Mentalkörper der physischen Ebene. Als Wahrnehmungsorgan ermöglicht es uns, Intuition und Ahnung auszubilden. Wir spüren, was wir tun oder lieber lassen sollten. Wir fühlen die Anwesenheit von Geistwesen. Wir wissen, es ruft gleich jemand Bestimmtes an, etc.

Krankheiten aufgrund einer Störung dieses Chakras:
Pankreatitis, Pankreaskarzinom, Diabetes mellitus, Coma diabeticum und alle Krankheiten von Magen, Milz, Leber, Darm, Gallenblase und vegetativem Nervensystem.

Das Solarplexus-Chakra ist wichtig für:
Vegetatives Nervensystem, Magensekretion, Bauchspeicheldrüsenfunktion, Insulinproduktion, Mischung der Gallen- und Pankreassäfte zur optimalen Verdauung

ÜBUNG
für das Solarplexus-Chakra

Springen (möglichst mit Partner, der die Hände des Springenden hält), einige Male hochspringen, und da-

bei die Knie so hoch wie möglich an die Brust ziehen
– wechseln.
Wer nicht beweglich ist, kann auch das Chakra im Uhrzeigersinn massieren. Dies gilt im übrigen für alle
Chakren.

VIERTES CHAKRA
Herz-Chakra

Das Herz-Chakra ist unser Kommunikationszentrum auf mate-
rieller und immaterieller Ebene. Ist es gut ausgebildet, regiert hier
die allumfassende, reine Liebe. Thema ist richtiges Verstehen; außerdem ist es der Sitz der Gnade, der Seelenwärme, der selbstlo-
sen Liebe gegenüber aller Schöpfung, der Offenheit gegenüber
dem Leben. Organisch gehören zum Herz-Chakra das Herz, der
Blutkreislauf, der untere Lungenbereich und der Nervus vagus
(10. Hirnnerv).
Ein offenes Herz-Chakra macht es uns möglich, die Verbindung
mit allem Lebendigen zu erfahren. Es ist wichtig, diese Liebe nicht
nur für die Außenwelt zu empfinden oder sie auf sie zu projizie-
ren, sondern zunächst auch eine gesunde Liebe zu sich selbst zu
spüren und zu nähren. Wohlgemerkt, eine *gesunde* Liebe zu sich
selbst, keine eitle, egoistische, die Grenzen der anderen verletzen-
de Form der Selbstliebe.
Zuerst kommt das *Ich*, dann das *Du*, und aus beidem entsteht das
Wir; ein Wir, das nicht die eigenen Probleme an den Haken des
anderen hängt. Erst wenn ehrliche, reine Liebe durch das Herz-
Chakra fließt, fühlen wir, was uns vorher so sehr gefehlt hat.

»Das Herz läuft einem über«

Das Herz-Chakra ermöglicht uns, den anderen in seinem wahren Wesen wahrzunehmen, nicht über ihn zu urteilen und uns auch nicht an Äußerlichkeiten zu halten.

Die Natur ist für uns den Weg der Evolution gegangen und hat die Essenz daraus in unserem Herzen verankert. Von Zeit zu Zeit gelingt es uns, daraus zu schöpfen. Wenn wir es schaffen, die Herzenskräfte mit denen des Verstandes zu verbinden und das Ergebnis dieser Verbindung mittels des Logos (des Wortes) in die Welt zu bringen, so werden unsere Talente fruchtbare Ernte bringen.

Also, die energetische Verbindung des Herz-Chakras mit dem Stirn-Chakra, zentriert im Kehlkopf-Chakra, schafft die Voraussetzung dafür, daß unsere im Kopf geborenen Projekte im Herzen mit Liebe erfüllt und über den Logos in die Welt gebracht bzw. dort umgesetzt werden können. So vermeiden wir reine »Kopfgeburten« oder unmöglich durchzusetzende, emotionale Entscheidungen. Ein gesundes Herz-Chakra gibt uns Zutrauen in unsere Projekte, schenkt und das innere Wissen, daß die Umstände so sein werden, daß wir durchsetzen, was wir uns vornehmen, und daß wir die Hilfe der geistigen Welt bekommen werden, wenn es unserem Weg dienlich ist.

Schwingt das Herz-Chakra unharmonisch, leben wir in der Vorstellung, daß uns von außen Steine in den Weg gelegt werden, daß entweder geistige oder irdische Mächte unsere Vorhaben blockieren. Wir hecken dann einen Schlachtplan aus, wie wir die anderen täuschen können, um unser Vorhaben doch noch durchzubringen. In Wirklichkeit wäre dies gar nicht nötig. Jemand, der so lebt, ist immer bemüht, seine Umwelt zu kontrollieren, denn er fühlt sich unsicher und hat das Gefühl, hintergangen zu werden. Bei guter Entwicklung des Herz-Chakras überwinden wir Ängste, Zweifel und Unsicherheit. Wir spüren, daß das Universum voller Sicherheit, Fülle, Güte und Liebe ist und daß uns jede Hilfe zuteil wird, die wir benötigen. Menschen, die ein ungesund entwickeltes Herz-Chakra haben, werden immer versuchen, ihren Partner, ihre Freunde etc. zu »besitzen«.

Das Herz-Chakra ergießt sich dominant in die vierte Auraschicht, den Astralleib. Die zugeordnete Drüse ist die Thymusdrüse. Diese hat die Aufgabe, auf die Differenzierung der T-Lymphozyten (Killerzellen, Memoryzellen, Helferzellen, Suppressorzellen), einzuwirken. Diese sind enorm wichtig für unsere Immunabwehr. Die Thymusdrüse, die genau unter der Brustbeinplatte liegt, gezielt mit Energie zu versorgen ist bei fast allen Krankheitsprozessen von großer Bedeutung, da wir die Immunabwehr durch die Einwirkung auf diese Drüse enorm stärken können. Dadurch gelingt es z.B. bei Klienten, die sich einer Chemo- und/oder Radiotherapie unterziehen, das Blutbild deutlich zu verbessern, Nebenwirkungen zu mindern und den allgemeinen Kräftehaushalt zu stärken. Das Niveau der Abwehrzellen fällt nicht mehr so tief in den Keller.

Als Wahrnehmungsorgan ist das Herz-Chakra Sensor für Liebesgefühle; wir erspüren damit die Quantität und Qualität der Liebe bei anderen.

Ein Satz, der zu diesem Chakra paßt, ist von Shat-Chakra Mirupana:

»Meditiere in diesem Chakra über den Sitz der Gnade.«

Krankheiten aufgrund einer Störung dieses Chakras:
Alle Krankheiten des Herzens und der Lunge sowie Störungen der Immunabwehr, ebenso depressive Verstimmungen und weitergehende psychische Störungen

Das Herz-Chakra ist wichtig für:
Physische und psychische Harmonie und Stabilität

ÜBUNG
für das Herz-Chakra

Rückwärts über einen Gegenstand (Ball, Sofalehne etc.) legen und Brust weit öffnen – Arme dabei zur Seite ausbreiten.

FÜNFTES CHAKRA
Kehlkopf-Chakra

Über das Kehlkopf-Chakra bringen wir die Dinge, die in anderen Chakren erarbeitet, gefühlt oder angelegt wurden, in die materielle Welt. Es ist der Ort für die individuelle Verwirklichung des vollkommenen Ganzen, den uns die geistige Welt zur Verfügung stellt: die Sprache als schöpferische Kraft. Körperlich ist dieses Chakra dem Kehlkopf, den Stimmbändern, der Speiseröhre, dem Rachenraum, den Ohren, den Bronchien, der oberen Lunge und der Schilddrüse zugeordnet.

Bei gutausgebildetem Kehlkopf-Chakra sind wir in der Lage, Verantwortung für die eigenen Bedürfnisse zu übernehmen. Wir geben nicht den anderen die Schuld für Dinge, die in unserem Leben nicht funktionieren, sondern bemühen uns, das selbst zu erschaffen, was wir ersehnen und was wir benötigen, um unseren Weg zu gehen.

Das Kehlkopf-Chakra ist auch wichtig, damit wir Dinge, die sich uns zeigen und sich uns anbieten, erkennen und annehmen können. Schwingt dieses Chakra unharmonisch, so entstehen Feindseligkeit oder Mißtrauen gegenüber der Umwelt, und es kommt zu Gewalt und Demütigung. Vertrauen zu sich selbst und zu seinen inneren, individuellen Möglichkeiten bewirkt, daß sich das Kehlkopf-Chakra öffnet. Die Nahrung, die es empfängt, ist Liebe in Gedanken und im Wort; wir nähren uns vom Universum. Auch Selbstbewußtsein ist ein Thema dieses Chakras. Es ist wichtig, damit wir unseren Platz in der Gesellschaft und in unserem Berufs- und Privatleben einnehmen können.

Gibt es bei diesem Chakra Defizite, so kann es geschehen, daß mangelndes Selbstvertrauen durch Arroganz, Spott und Ironie etc. ersetzt wird. Ein Mensch, bei dem das Kehlkopf-Chakra gut geöffnet ist, begibt sich voll in seine Aufgaben und ist zufrieden, ausgeglichen und glücklich. Menschen, die harmonisch in ihrem Beruf aufgehen, haben häufig ein gutgeöffnetes Kehlkopf-Chakra; meist sind sie zudem sehr erfolgreich. Wer mit falschem Stolz und Arroganz versucht, einen Mangel in diesem Bereich zu überspielen, trägt oft große Zerrissenheit in sich. Im Grunde genommen weiß er , daß er eigentlich ein Versager ist, und es gelingt ihm nicht, sich richtig zu artikulieren. Große innere Verzweiflung wird überspielt. Häufig geht ein solcher Menschen dann in die Opferrolle und behauptet, die Umwelt oder das Leben an sich hätten ihm nicht die Möglichkeit gegeben, sein gewaltiges Talent in die richtigen Bahnen zu lenken. Entsprechend sind Versagensängste in diesem Chakra angesiedelt, allerdings im hinteren Teil (Nacken). Wer darunter leidet, geht kein Risiko ein, seine Bedürfnisse durchzusetzen, da er immer davon ausgeht, zu versagen. Er handelt mit der inneren Einstellung: »Das wird sowieso nichts, also versuche ich es gar nicht.« Das gilt auch für soziale Kontakte und persönliche Freundschaften, wo er gemäß der Devise handelt: »Wenn ich niemandem begegne, kann ich auch nicht abgelehnt werden.«

Menschen in dieser Situation müssen gestärkt und unterstützt werden in ihrer Bemühung, ihre Wünsche und Bedürfnisse durchzusetzen bzw. zu artikulieren und deren Umsetzung auch anzugehen.

Da dieses Chakra in Verbindung mit geistigen Lebenskräften steht, können wir, wenn es gut ausgebildet ist, unsere Sprache auf die Kommunikation mit Wesenheiten der nichtstofflichen Art ausweiten. Wir stehen außerdem im Dialog mit uns selbst und allen Anteilen unserer Energie. Wir beginnen, unseren Geist mit unserem Leben auf Erden zu vereinen. Anders formuliert: Der inkarnierte Mensch beginnt, sich an das Wissen des eigenen Geistes zu erinnern. Wir erinnern uns:

Der Geist ist der Maschinist, der die Maschine (Körper) mittels Kraftstoff (Seele) zum Laufen bringt.

Hören wir auf den Klang der Sprache, unsere Laute. Übernehmen wir Verantwortung für alles, was wir sprechen. Lernen wir, zu schweigen und schweigend zu kommunizieren. Alles Trennende wird dadurch aufgehoben, und wir suchen das Göttliche nicht länger außerhalb von uns, sondern artikulieren es in uns selbst. Die zum Kehlkopf-Chakra gehörenden Drüsen sind die Schilddrüse und die Nebenschilddrüse, zugeordnete Hormone sind T3 und T4 sowie Calzitonin.
Als Wahrnehmungsorgan steht das Kehlkopf-Chakra für Hören, Riechen und Schmecken. Dieses Chakra ergießt sich dominant in die fünfte Auraschicht, dem Ätherkörper in der immateriellen Ebene. Das Kehlkopf-Chakra ist die »Engstelle« zwischen dem Verstand und dem Herzen. Gelingt es uns, daß Kehlkopf-Chakra gut zu harmonisieren, schafft es die Vereinigung von theoretischem, Verstandesmäßigem und den Herzliebeskräften.
Ein Satz, der hier paßt, ist von Shat-Chakra Mirupana:

»Dieses Chakra ist der Torweg der großen Befreiung.«

Krankheiten aufgrund einer Störung dieses Chakras:
Schilddrüsenüber- oder -unterfunktion, Morbus Basedow, Struma, Schilddrüsenentzündungen, Hyperparathyreoidismus, Hypoparathyreoidismus.

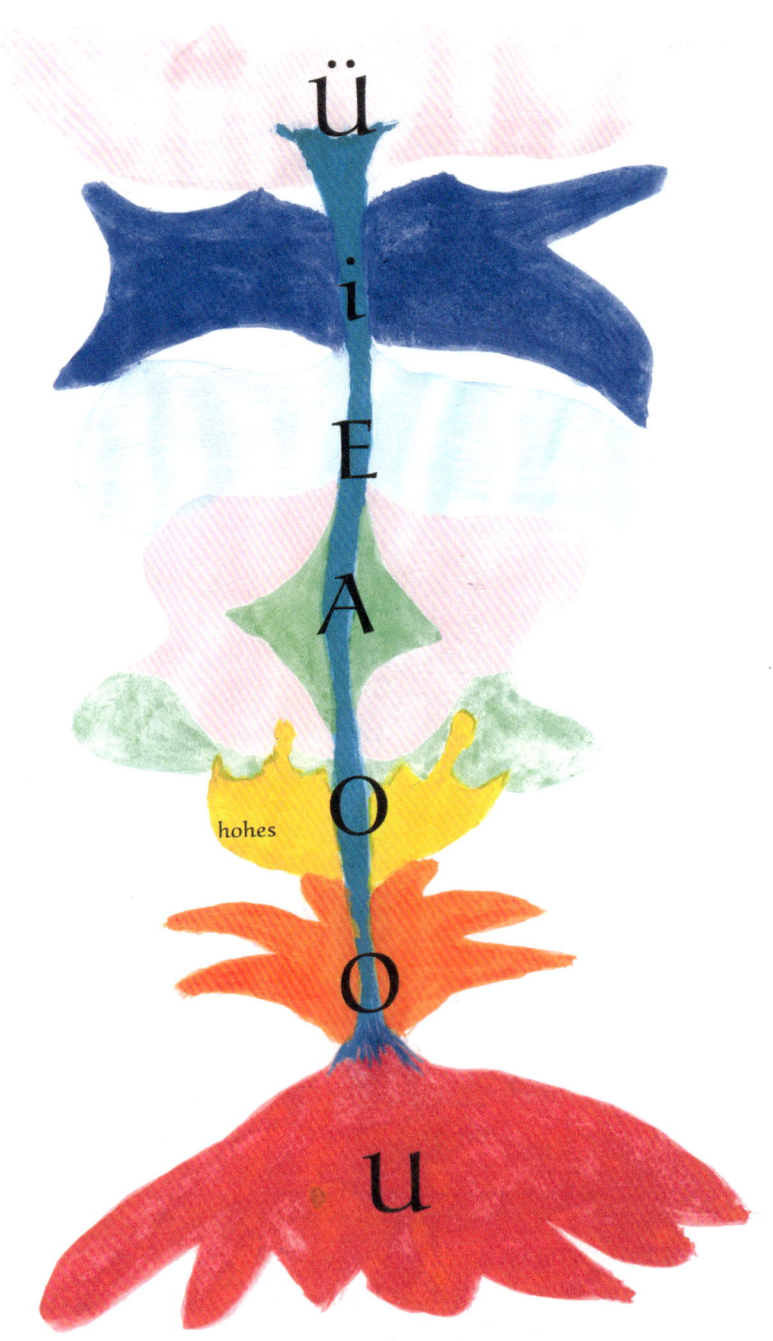

Das Kehlkopf-Chakra ist wichtig für:
Wachstum, kindliche Entwicklung, Aufrechterhaltung für den Gesundheitszustand wichtiger hormoneller Prozesse, Hormonsekretion, Stoffwechselregulation

---

ÜBUNG
für das Kehlkopf-Chakra

Kopf in alle Richtungen drehen und dabei Vokale singen: A, E, I, O und U.

SECHSTES CHAKRA
Stirn-Chakra oder Drittes Auge

Unser Stirn-Chakra steht für Visualisation und intellektuelles Erkennen und Begreifen. Über dieses Chakra können wir geistige Botschaften erkennen und auch zu den Geistwesen senden. Wir können Fragen stellen und Antworten erhalten. Körperlich sind ihm das Zwischenhirn, das linke Auge, die Ohren, die Nase, das Nervensystem und die Hypophyse zugeordnet.
Kreative Einfälle gehen mit einem gutentwickelten Stirn-Chakra einher. Schwingt das Stirn-Chakra unharmonisch, ist ein Mensch nicht in der Lage, selbständig zu visualisieren, Neues zu erschaffen und etwas zu bewirken. Er sieht die Welt mit unklaren Vorstellungen. Die Möglichkeit des geistigen Schauens ist eine wichtige Komponente dieses Chakras. Deshalb ist es natürlich auch denkbar, daß es, wenn es ungute Schwingungen aussendet, negative Kräfte anzieht und große Verwirrung in dem Menschen anrichtet. Er kann dann nicht mehr »klar-sehen« und somit auch nicht mehr abschätzen, woher bestimmte Energien kommen.
Ist das hintere Stirn-Chakra geschlossen, so lassen sich unsere

kreativen Ideen nicht in die Tat umsetzen. Wir alle kennen Menschen, die voller wunderbarer Ideen sind, so daß man meinen möchte, irgend etwas davon muß doch einmal gelingen! Aber sie schaffen es nie, ihre Ideen in die Welt zu bringen. Es bleibt bei der Idee, und nichts davon fruchtet in der Tat.

Indem wir an diesem Chakra arbeiten, können wir auf wunderbare Weise festsitzende, negative Bilder an die Oberfläche holen, um sie dann zu erlösen, und einem Menschen damit ermöglichen, neue Standpunkte zu Ereignissen, Situationen oder anderen Menschen einzunehmen.

An diesem Chakra entfalten wir den Sinn für das Übersinnliche, und das bedingt, daß aus einer spirituellen Aufgeweckheit heraus tiefe intuitive Einsichten in die Geistige Welt erfahren werden können.

Das Stirn-Chakra benötigt, wie auch das Kronen-Chakra, die *Unterstützung* durch das Nabel- und Wurzel-Chakra, denn nur damit ist gewährleistet, daß wir die Basis, den *Boden unter den Füßen*, behalten. Geistige Schwärmer, die nur mit den oberen Chakren arbeiten, finden für ihre geistigen Erkenntnisse, keine Verankerung in der physischen Welt. Über die Jahre kostet das sehr viel Lebenskraft und führt zu großen, seelischen Disharmonien, die sich über kurz oder lang auch körperlich manifestieren. Mit dem Stirn-Chakra lassen wir die Macht des Wissens über das Kehlkopf-Chakra zum Herzen fließen, um dort alles mit Liebe zu erfüllen. Gestützt auf die Basis der unteren Chakren kann die Liebe dann wieder zum Kehlkopf-Chakra aufsteigen, um von hier aus mit dem Logos, dem Wort, in der materiellen Welt inkarniert zu werden. Das Stirn-Chakra versetzt uns in die Lage, zu erkennen, was ist, was war und was sein wird. Wir wissen auch, daß das, was war noch kommen wird, und das, was kommen wird, schon immer war und immer ist.

Die zum Stirn-Chakra gehörende Drüse ist die Hypophyse mit ihren Hormonen ACTH, TSH, FSH, LH, Prolaktin, STH und MSH.

Als Wahrnehmungsorgan ist das Stirn-Chakra für das Wahrnehmen von Bildern zuständig. Diese Bilder können symbolischen Charakter haben oder auch Vergangenes, Gegenwärtiges und Zukünftiges widerspiegeln. Haben sie symbolischen Charakter, so drücken sie immer etwas ganz Persönliches, zum Betrachter Gehörendes, aus.

Ist jemand als Behandler sehr talentiert in der Kunst des Schauens, so ist es das Stirn-Chakra, welches ihn Störungen beim Patienten erkennen und benennen läßt. Vielleicht gelingt es ihm sogar, in einem Bild die Ursache einer Disharmonie zu erkennen. Ist z.B. ein Unfall die Ursache dafür gewesen, so sieht er diesen vor seinem geistigen Auge.

Zur Heilung des inneren Kindes – auf das ich in einem späteren Kapitel noch näher eingehe – oder von seelischen Verletzungen ist es wichtig, noch einmal in die Situation zu gehen. Spüre ich dabei noch eine negative Emotion, so ist die Sache noch nicht erlöst, sondern allenfalls verdrängt. Ich kann in der Visualisierung positive, ausgleichende Energie in die jeweilige Situation geben, um die Verletzung in mir zu neutralisieren – zum Thema Visualisierung auch in einem späteren Kapitel mehr. In der Visualisierung sind Zeit und Raum aufgehoben, und wir können zu jeder Zeit Heilung spenden. Das Ereignis, das uns in eine Disharmonie geführt hat, ist nicht mehr rückgängig zu machen. Aber das, was es uns an negativen Energien zugeführt hat, können wir erlösen, indem wir die Energie wandeln und unsere eigene Ausrichtung zu der Situation so neutralisieren, daß es nicht mehr weh tut und mich bis zu meinem Lebensende negativ bestimmt und begleitet. Die Ursache meines Leides sollte zur Lernerfahrung für meinen Lebensweg gewandelt werden, die letztlich in meinen Wesenskern, der sich durch alle meine Erdenleben zieht, integriert wird.

Über das Stirn-Chakra ist es auch möglich, das in die Welt zu bringen, was wir uns vorgenommen haben. Planen wir z.B., einen bestimmten Beruf zu ergreifen oder eine bestimmte Stelle in einem Betrieb zu bekommen, so visualisieren wir in uns die Situation, die wir anstreben. Je mehr emotionale Energie wir in dieses Bild legen, desto wahrscheinlicher wird es, daß es sich in unserem Leben manifestiert. Wichtig ist jedoch, nichts erzwingen zu wollen, sondern es nach dem Visualisieren in die Hände der Geistigen Welt zu legen, es loszulassen.

Buddha sagt:

»Wach sein, ihr Mönche, ist alles.«

Krankheiten aufgrund einer Störung dieses Chakras:
Hypophysenvorderlappeninsuffizienz, Simmonds-Syndrom (körperliche und geistige Aktivität nimmt ab, keine Menstruation, Blässe, Müdigkeit etc.), Zwergwuchs, Riesenwuchs, Akromegalie, Diabetes insipidus (Wasserharnruhr)

Das Stirn-Chakra ist wichtig für:
Wachstum, Hormonregulation, Hör- und Sehvermögen, Geruchsempfinden, intellektuelle Auffassungsfähigkeit

ÜBUNG
für das Stirn-Chakra

Finger in Höhe des Kehlkopfes ineinanderlegen (haken) – einatmen – Atem anhalten – Bauch und Schließmuskel zusammenziehen – Energie nach oben drücken, indem wir beim Ausatmen die verschränkten Hände nach oben über das Kronen-Chakra führen. Visualisiere dabei:

»Der Atem fließt über das Kronen-Chakra hinaus.«

SIEBTES CHAKRA
Kronen-Chakra

In das Leben integrieren sich der spirituelle Aspekt der Menschheit und die gesamte Persönlichkeit des Individuums. Das Kronen-Chakra ist das Zentrum der höchsten Vollendung in der Einheit von spirituellem und physischem Leben. Auf körperlicher Ebene sind ihm das Gehirn, das Rückenmark, das rechte Auge und die Zirbeldrüse zugeordnet.

Ist dieses Chakra voll entwickelt, so bringt es den Menschen in Verbindung mit der Unendlichkeit, der Göttlichkeit, der spirituellen und kosmischen Welt und ihrer unerschöpflichen Energie. Wir dürfen mit dieser Energie verschwenderisch umgehen, denn ebenso, wie wir sie über andere ausgießen, wird sie uns neu gegeben. Schaffen wir die vollendete Anbindung an den göttlichen Heilstrom, dann wird die Energieerneuerung nie versiegen, und wir müssen nicht sparen, können die Umwelt damit erfüllen.

In diesem Chakra sitzt das Zentrum der absoluten Erleuchtung, der höchsten Erkenntnis und des Bewußtseins, daß »alles ist« und »alles eins ist«. Wie beim Stirn-Chakra ist es hier wichtig, daß das Nabel- und das Wurzel-Chakra ein gutes Fundament, eine gute Basis bilden, sonst ist die seelische Gesundheit gefährdet. Ist das Kronen-Chakra verschlossen, ist es unmöglich, die eigene Spiritualität zu erleben (bei Kindern ist das etwas anders, aber dazu später mehr).

Wohlgemerkt, die Spiritualität ist bei jedem vorhanden, sonst würden wir nicht existieren, aber sie wird von vielen nicht wahrgenommen. Auch ist es nicht möglich, bei einem gutentwickelten Kronen-Chakra die eigene Spiritualität als Dogma zu empfinden. Höchste Toleranz gegenüber dem anderen Individuum mit seiner ganz eigenen Spiritualität ist selbstverständlich, und religiöse oder ethnische Grenzen fallen.

Die hier gemachten Erfahrungen überschreiten bei weitem den physischen Raum. Alles wird von kosmischer oder, wenn wir wollen, göttlicher Lebensenergie durchströmt. Licht strömt in unseren Körper, in jede unserer Zellen, und unsere Zellen materialisieren dieses Licht, indem sie es durch Biophotonenstrahlung weitergeben und durch Zellinformation den gesamten physischen Stoffwechsel beeinflussen. Die Verbindung des Kronen-Chakras mit dem Wurzel-Chakra, also kosmische Energie in Verbindung mit den Erdkräften, ermöglicht Leben, Zeugungskraft, Wachsen und Werden.

Dies ist das Zentrum, in dem alles Trennende überwunden wird: Anfang und Ende, Himmel und Erde, Tag und Nacht, Sommer und Winter, oben und unten, rechts und links, Nord und Süd, Ost und West, Mann und Frau, Yin und Yang; die Energie des Kreises, Kreislauf des Lebens, des Stirb und Werde und die Einheit mit allen Formen des Lebens in Vergangenheit, Gegenwart und Zukunft. Auch die Angst, die uns so oft von unseren Möglichkeiten trennt, wird hier überwunden. Alles, was auf der Erde schwingt, schwingt positiv *und* negativ. Das eine beinhaltet das andere. Alles bildet jedoch einen Energiekörper, in dem sich die Polaritäten gegenseitig bedingen. Diese Polarität trennt und vereint auf unterschiedlichen Ebenen. Trennung der Einheit ist Voraussetzung für den Weg in die Individualität, um letztlich wieder in die vervollkommnende Einheit zu gelangen. Auch ein Weg in die Angst, in den Schmerz, in das Leiden dient diesem Ziel, auch die negativen Aspekte unseres Lebens formen und gestalten es. Die negative Energie führt in die Materie, die positive aus ihr hinaus.

Die beiden Pole des Lebens sind die Voraussetzung, durch die wir vom Leben lernen können. »Negativ« ist also vom Grundsatz her nicht mit »schlecht« gleichzusetzen. Meistern wir die Negativität durch das Erkennen, Durchdringen und Auflösen, führt sie uns in die Unpolarität, die letztlich notwendig ist, damit wir wieder in das »Große Ganze«, das Nirwana, das Nichtgeschaffene, die göttliche Einheit, das reine Sein, eintreten können. Im Kronen-

Chakra erfahren wir die höchste spirituelle Anbindung an das reine Licht.

Das Kronen-Chakra ergießt sich dominant in die siebte Auraschicht, den Mentalleib der immateriellen Ebene. Als Wahrnehmungsorgan steht das Kronen-Chakra für den Ort der Offenbarungen, der allumfassenden Erkenntnis. Ein talentierter Mensch kann über das Kronen-Chakra des anderen dessen gesamte Lebenssituation erkennen, die im Zusammenhang mit dessen Disharmonien stehen. Dies ist möglich, weil diese Wahrnehmung demjenigen mit Hilfe der Geistigen Welt präsentiert werden, der in der Lage ist, für diese spezielle Situation den richtigen Impuls zu geben, damit Heilung geschehen kann. Die zum Kronen-Chakra gehörige Drüse ist die Epiphyse (Zirbeldrüse) mit dem Hormon Melatonin (Schlafhormon).

Meister Eckehart sagt:

> *»Wenn die Seele das Eine findet, in dem alles ist, bleibt sie in dem Einen.«*

Krankheiten aufgrund einer Störung dieses Chakras:
Schlafstörungen, Fehlentwicklung der Geschlechtsorgane, (Pubertus praecox), Augenschäden und Kopftumore

Das Kronen-Chakra ist wichtig für:
gesamte Hirnfunktionen

ÜBUNG
für das Kronen-Chakra

Hände im Uhrzeigersinn über dem Kronen-Chakra drehen.

- Kronen-Chakra (Sanskrit: Sahasvara): 8 große Blätter mit jeweils 121 kleinen Blättern und 4 kleinen Blättern in der Mitte, die den zentralen Kelch bilden, insgesamt 972 Blätter – Weiß

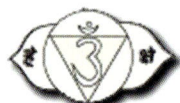

- Stirn-Chakra (Sanskrit: Ajna): 2 große Blätter unterteilt in 48 kleine – Magenta

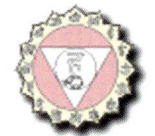

- Kehlkopf-Chakra (Sanskrit: Vishuda): 16 Blätter – Hellblau

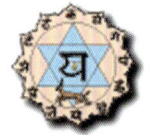

- Herz-Chakra (Sanskrit: Anahata): 12 Blätter – Grün/Rosa

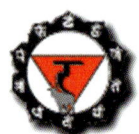

- Solarplexus-Chakra (Sanskrit: Manipura): 10 Blätter – Gelb

- Nabel-Chakra (Sanskrit: Svadhistana): 6 Blätter – Orange

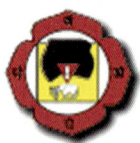

- Wurzel-Chakra (Sanskrit: Muladhara): 4 Blätter – Rot

CHAKREN – WIRBELSÄULE – KÖRPERLICHE SYMPTOME

Es besteht häufig ein Zusammenhang zwischen den Chakren und verdrehten, herausgesprungenen oder auf andere Art geschädigten Wirbeln; ebenso wirken sich auch geschädigte Chakren körperlich aus. Nachfolgend führe ich einige Beispiele dafür an. In diesen Fällen es ist immer wichtig, sowohl am dazugehörigen Chakra als auch an den entsprechenden Wirbeln zu arbeiten. Lassen sich die Schwierigkeiten nicht energetisch beheben, ist eine unterstützende Behandlung mit Osteopathie, Cranio-Sacral-Therapie oder ähnlichem angebracht.

KRONEN-CHAKRA

Atlas (C1) – Migräne, Kopfschmerzen, chronische Müdigkeit, Schwindel, Bluthochdruck

STIRN-CHAKRA

Axis (C2/C3) – Nebenhöhlenbeschwerden, Augenleiden, Taubheit, Ohrenschmerzen, Zahnschmerzen, Neuralgien, Tinnitus, Gesichtsnerven-Schmerzen

HALS-CHAKRA

Fünfter/sechster Halswirbel (C5/C6) – Heiserkeit, Halsschmerzen, chronische Erkältungen, Kehlkopfentzündungen, Mandelentzündungen, Krupp, steifer Hals, Keuchhusten etc.

HERZ-CHAKRA

Zweiter Brustwirbel (TH2) – Herzbeschwerden/ Herzrhythmusstörungen, Ängste, Schmerzen in der Schulter sowie im Arm- und Brustbereich

SOLARPLEXUS-CHAKRA

Achter Brustwirbel (TH8) – Milzprobleme, Abwehrschwäche, Magenbeschwerden, Schwäche, Allergien, Ausschläge, Nierenprobleme

NABEL-CHAKRA

Dritter/vierter/fünfter Lendenwirbel (L3/4/5) – sexuelle Störungen, Schuldgefühle, Schwangerschaftsstörungen, Menstruationsbeschwerden, Wechseljahresbeschwerden, Blasenleiden, Knieschmerzen, Impotenz, Bettnässen, Ischiasprobleme, Hexenschuß, Prostataleiden, Durchblutungsstörungen in Unterschenkeln und Füßen, Wadenkrämpfe, Schwellungen der Beine und Füße

WURZEL-CHAKRA

Steißbein – Hämorrhoiden, Afterjucken, Sitzschmerzen, chronische Verstopfung, Unterleibsprobleme

KAPITEL 4

DIE AURA

Um unseren physischen Körper herum haben wir ein – heute meßbares – Energiefeld, das vom Körper abstrahlt, ihn aber auch durchdringt. Diese Energie fließt in anderer Verdichtung durch die Meridiane, die wir aus der Akupunktur kennen, und in wieder anderer Verdichtung als Blut durch unsere Adern. Das Blut ist eine materialisierte Form von Lebenskraft; im Körper ist es die sehr verdichtete Form von fließender Energie. Das Blut »trägt« unsere Lebenskraft.

»Das Blut ist der Sitz des Lebens.«
(5. Moses 12,23)

Körperliche Lebenskraft wird nicht nur vom Geist erzeugt, sondern auch aus den Nahrungsstoffen gewonnen, die der Körper in sich aufnimmt. Mutter Erde hält alles, was wir zum Leben auf ihr benötigen, für uns bereit und gibt es uns durch Wasser, Luft und Nahrung.

Unser Körper ist verdichtete Lebensenergie. Dies gilt für Menschen, Tiere, Pflanzen und Mineralien. Die Mischung, und damit auch die Verdichtung der Lebenskräfte, ist bei Mensch, Tier, Pflanze und Mineral natürlich unterschiedlich. Die Lebenskräfte, die einem Lebewesen innewohnen, setzen sich ganz individuell aus den verschiedensten Bausteinen zusammen. Einfluß darauf nehmen u.a. Luft, Wasser, Nahrung und soziales Umfeld.

Aus all diesen Dingen nehmen z.B. unsere Chakren Bausteine auf, die sie für ihre Versorgungsbereiche, Drüsen und Organe, benötigen, und geben Verstoffwechseltes wieder an die Umwelt ab.

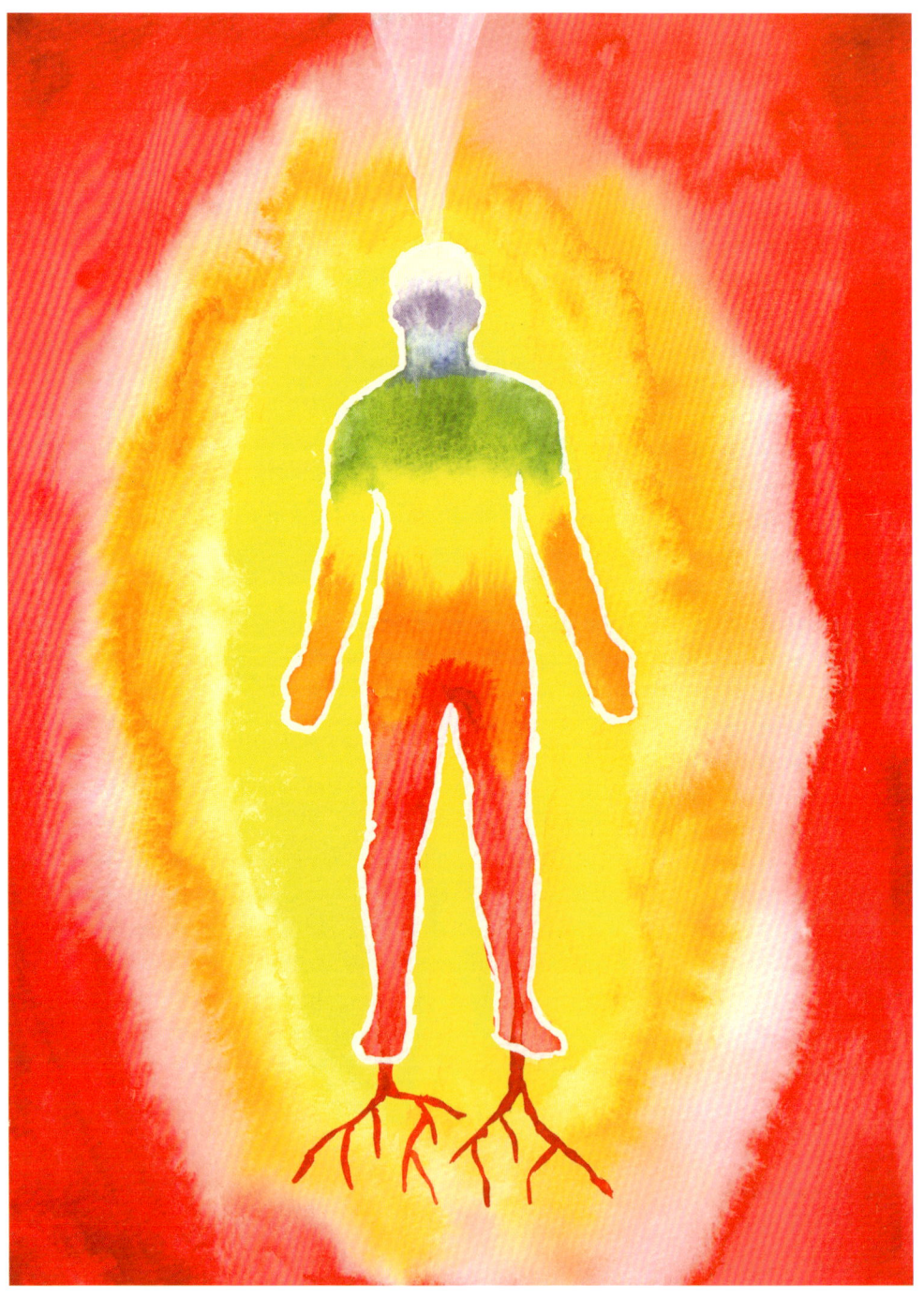

Beim Menschen können wir drei wesentliche Formen von Lebenskraft feststellen:

1. Die sehr feinstoffliche Lebenskraft des Geistes
2. Die leicht verdichtete Lebenskraft der Seele
3. Die relativ feste Lebenskraft in Form unseres Körpers

Diese uns umgebende Lebensenergie nennen wir Aura. Sie ist in sieben feinstoffliche Schichten unterteilt, die alle eine eigene Bedeutung und Funktion haben. Vom physischen Körper ausgehend werden die einzelnen Auraschichten immer feinstofflicher, die Energie ist also immer weniger verdichtet. Die Auraschichten sind in unterschiedlichen Frequenzen schwingende Lichtkörper:

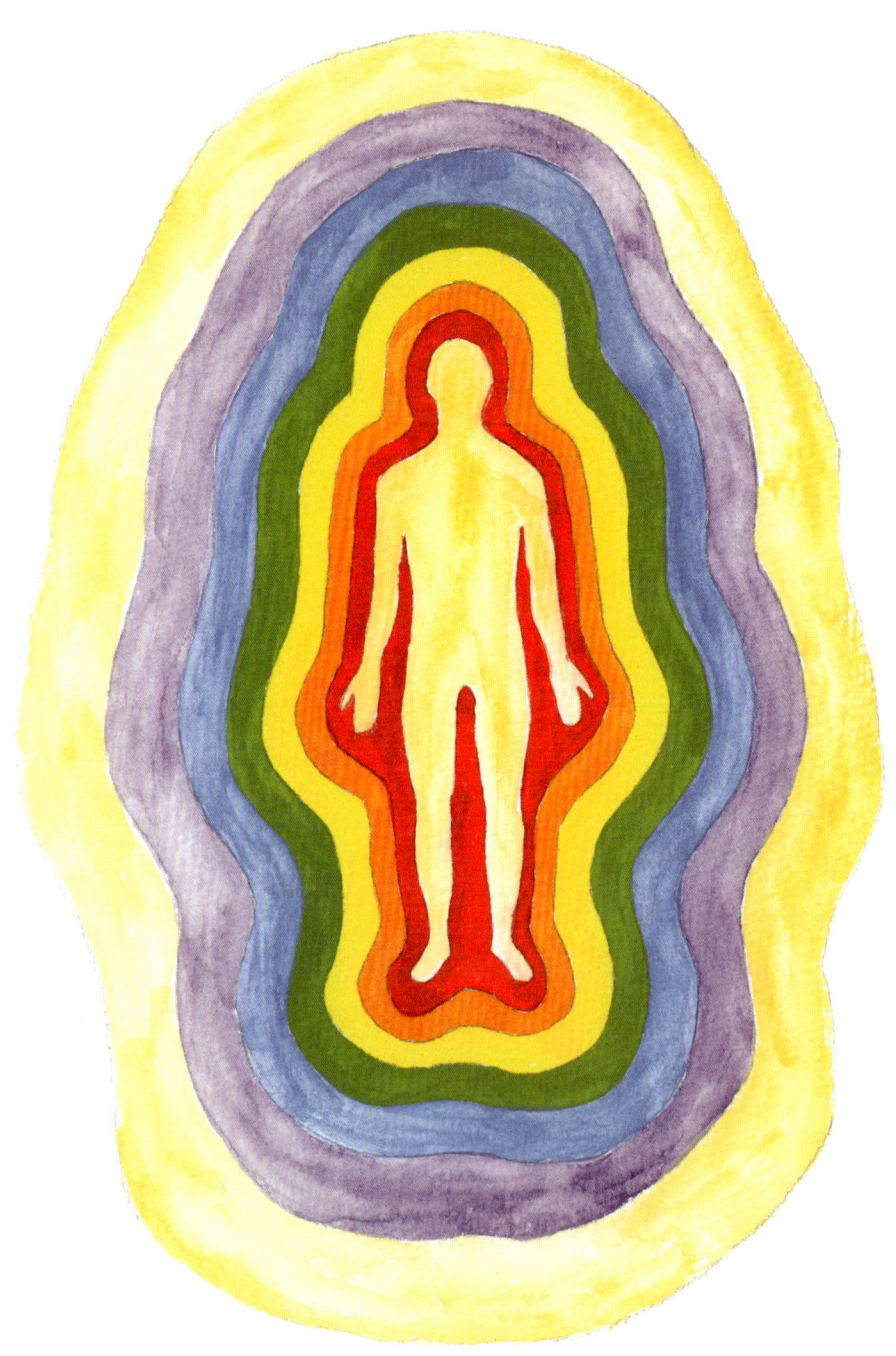

Erste Schicht: DER ÄTHERKÖRPER

Der Ätherkörper gibt dem physischen Körper Form und Halt. Er ist in seinen Umrissen identisch mit dem physischen Körper, durchdringt diesen ca. einen halben Zentimeter, und beim gesunden Menschen strahlt er in einem Abstand von etwa zwei Zentimetern aus. Innerhalb des den physischen Körper durchdringenden Anteils liegen auch die Meridiane.

In dieser Auraschicht liegt unser Schmerzempfinden. So können wir z.B. mittels Hypnose (Mentalkörper) den Ätherkörper überlagern und ohne Anästhesie Operationen durchführen. Ist diese Auraschicht harmonisch und ausgeglichen, erzeugt dies Wohlbefinden. Wer sich mit dem Aurasehen beschäftigt, wird durch die recht hohe Verdichtung des Ätherkörpers seine ersten Erfolge in der Wahrnehmung dieser Auraschicht haben. Zudem wird sie in der Wahrnehmung durch Erfühlen relativ leicht zu erspüren sein.

Zweite Schicht: DER EMOTIONALKÖRPER

Der Emotionalkörper folgt dem Ätherkörper als nächstfeinere Schicht. Sie strahlt, je nach Zustand, drei bis zehn Zentimeter vom Körper ab. Der Name Emotionalkörper verrät uns schon, daß es in diesem Bereich um Gefühle geht. In dieser Auraschicht wird alles gespeichert, was emotional auf uns einwirkt. Sind unsere Gefühle klar und rein, dann strahlen die Farben dieser Ebene hell leuchtend; sind unsere Gefühle hingegen verwirrt und dunkel, so sind auch die Aurafarben trübe.

Dritte Schicht: DER MENTALKÖRPER

Beim Mentalkörper stehen gedankliche Prozesse im Vordergrund. Schwingen Gefühl und Verstand in Harmonie, so zeigt sich diese Auraschicht in etwa neun bis dreißig Zentimeter um den physischen Körper herum. – An dieser Stelle möchte ich erwähnen, daß bei geistig-spirituell arbeitenden Menschen die hier angegebenen Maße um ein Vielfaches überschritten werden können. Ebenso ist das bei Meditierenden oder Betenden.

Gelingt es uns, Gedanken und Gefühle zu verbinden (mentale und emotionale Ebene), so beginnen sich unsere Gedanken zu manifestieren, in der Welt zu zeigen. Darum ist es sehr wichtig, daß wir unsere Gedanken kontrollieren, denn wir können allein durch sie schon großes Unheil anrichten. Ich empfehle klares Denken, um das, was wir wollen, in Liebe auszuführen.

Vierte Schicht: DER ASTRALKÖRPER

Der Astralkörper ist die Transformationsebene zwischen physischer und spiritueller Welt, die Spiegelachse zwischen der materiellen und immateriellen Welt. In dieser Ebene werden Zeit und Raum aufgehoben. Hier nimmt der Seher die Verbindungen und Interaktionen zwischen den Menschen wahr. Wir können in dieser Ebene die Gefühle der Menschen untereinander wahrnehmen, auch auf uns Projiziertes können wir hier erkennen. Wenn wir uns bewußt um die Wahrnehmung dieser feinstofflichen Ebenen kümmern, erschließt sich ein neues Bewußtsein.

Weltenfreude wird zu eigener Freude,
Weltenleid wird eigenes Leid.

In dieser Auraschicht geht es auch darum, Projektionen – die wir alle absetzen – zurückzunehmen. Schaffen wir das, so strahlt auch dieser Bereich klar und hell. Hier sind wir in der Verbindungsebene zu unserem Höheren Selbst.

Fünfte, sechste und siebte Schicht

Diese Schichten liegen in der immateriellen Welt. Sie bilden unseren spirituellen Körper mit seinem ätherischen, emotionalen und mentalen Aspekt. Sie haben identische Aufgaben wie die 1. (5.), 2. (6.) und 3. (7.) Auraschicht, jedoch nun in der immateriellen Welt.

Am Ende dieser materiellen und immateriellen Schichten steht unser Höheres Selbst. Sind wir in der Lage, all unsere Auraschichten in Liebe und Güte zu durchdringen, so haben wir freien Zugang zu unserem Höheren Selbst (das Höhere Selbst bearbeiten wir in einem späteren Kapitel ausführlicher).
Der gesunde Fluß unserer Lebensenergie in jeder unserer Auraschichten ist außerordentlich wichtig für die Aufrechterhaltung unserer Gesundheit. Schwingt dieses uns durchdringende Energiefeld gleichmäßig, so sind wir in Harmonie mit allem. Ist die Aura verletzt oder belastet, tritt eine Disharmonie auf, die sich von leichten »Verstimmungen« bis hin zu einem Tumor entwickeln kann. In meiner zu 80% von Tumorpatienten frequentierten Praxis stelle ich fest, daß es, bevor es zu einer Tumormanifestation kam, immer »Vorboten« gegeben hatte, die jedoch nicht ernst genommen und meist mit irgendwelchen Medikamenten in eine unserer inneren Schubladen verschoben wurden. Solange wir aber nur verschieben und verdrängen und somit nicht erlösen bzw. der Ursache auf den Grund gehen, ist auf lange Sicht keine dauerhafte Heilung möglich. Das ist dann oft der sogenannte letzte Tropfen, der alles Verdrängte aus den Schubladen spült – und damit das Faß zum Überlaufen bringt.
Eine harmonisch schwingende Aura ist, wie ebensolche Chakren, unbedingte Voraussetzung für eine höhere Sinneswahrnehmung. Mit ein wenig Übung können wir die Aura, auch bei anderen, sehr leicht wahrnehmen. Zunächst sehen wir meist etwas wie einen

Schatten um einen Menschen, ein Tier oder eine Pflanze herum. Dabei handelt es sich um die erste Auraschicht, den Ätherkörper. Jeder Mensch ist in der Lage, dieses Energiefeld wahrzunehmen. Den dazu nötigen Bewußtseinszustand kann man überall üben. Wir müssen einfach unser tägliches Leben zum »Trainingsfeld« machen. Das Wichtigste, was wir brauchen, um unsere Aura auszubauen, ist, daß wir uns Zeit nehmen, in uns selbst hineinzuhorchen, und unseren Sinnen so die größtmögliche Freiheit geben, damit sie sich für uns wahrnehmbar und förderlich entwickeln. Am Anfang können wir, wie schon gesagt, meist nur die relativ stark verdichtete erste Auraschicht erkennen. Vielleicht wie einen Schatten oder wie einen schwachen Lichtschein, der eine Kontur wie unser physischer Körper hat. Mit der Zeit und mit Übung gelingt es uns immer besser, feinstoffliche Ebenen wahrzunehmen, und wir sehen das Energiefeld in unterschiedlichen Farben und in Bewegung. Eine belastete Aura strahlt in der Regel in gedeckten, dunklen Farben; in gesundem, harmonischem Zustand strahlt die Aura hell und leuchtend.

Wenn wir in der Lage sind, die Aura zu erkennen, wird uns das eine große Hilfe dabei sein, Disharmonien zu erkennen, bevor sie sich physisch manifestieren, und dann auch zu behandeln. Dies ist für Ärzte und Therapeuten sehr nützlich bei Diagnose und Behandlung, besonders auch in der präventiven Therapie. Wir können lernen, unser eigenes Energiesystem so zu beeinflussen, daß wir auch anderen damit helfen können, heil zu werden. Heilung kann geschehen, wenn wir es schaffen, das Energiefeld bzw. die Aura des Patienten ins Gleichgewicht, in die Harmonie zu bringen. Das ist die Voraussetzung dafür, das primäre Trauma zu bearbeiten. Wenn dann noch der Patient in der Lage ist, Erkanntes umzusetzen und eventuell seine Lebensgewohnheiten entsprechend zu verändern oder die innere Ausrichtung zu unveränderbaren Situationen zu neutralisieren, dann kann Heilung geschehen! (siehe hierzu Ausspruch von Dr. Edward Bach, S. 28)

Um zur Gesundheit zurückzukehren, wird von uns mehr persönliche Arbeit gefordert, als nur Pillen zu schlucken. Ohne die individuelle Auseinandersetzung mit unserer eigenen Geschichte und die Bereitschaft zur Veränderung, schaffen wir nur andere Probleme und mißachten immer wieder die eigentlichen Ursachen. Wichtig ist, daß wir immer nach der Quelle suchen, der die Krankheit oder Disharmonie entsprang.

Lernen wir, auf unser Inneres zu hören. Nur wenn es im Inneren still ist, können wir etwas hören. Darum sollten wir daran arbeiten, Stille zu erfahren. In der Entwicklung unseres inneren und äußeren Energiefeldes kommen wir dann an einen Punkt, wo tiefe Aufrichtigkeit zwischen den Menschen sehr wichtig ist, denn wenn wir es mit einem sensitiven Gegenüber zu tun haben, können wir unsere innersten Gefühle und unsere private Wirklichkeit nicht länger verstecken. Sie teilen sich automatisch über unser Energiefeld mit. Das macht natürlich verletzbar und bedingt, daß der andere sich gegenüber diesem Vertrauen, dieser Aufrichtigkeit würdig erweist. Haben wir uns erst einmal auf den Weg gemacht und hat sich eine feinere Wahrnehmung eingestellt, stellen wir fest, es ist nichts mehr wie früher.

Wir erkennen die Beziehung von Ursache und Wirkung. Wir spüren, daß wir Einfluß auf unsere Aura, auf unsere Chakren, durch unsere Gedanken nehmen. Dies wirkt auf unsere körperliche und seelische Gesundheit. Über Aura und Chakren können wir den Zugang finden zu unserem tieferen Sein, eine Brücke bauen zu unserer Seele und unserem Geist.

KAPITEL 5

AUREN UND CHAKREN

DIE AURA

IN BEZIEHUNG ZU DEN CHAKREN

ERSTE AURASCHICHT
Ätherleib = Wurzel-Chakra

Dieser erste Energiekörper ist den physischen Empfindungen zugeordnet. Auf dieser Ebene empfinden wir Schmerz und Lust. Der
Ätherkörper hält den physischen Leib zusammen, gibt ihm Form
und Halt und ist für autonome Körperfunktionen zuständig.

ZWEITE AURASCHICHT
Emotionalkörper = Nabel-Chakra

Auf dieser Ebene spielen emotionale Prozesse eine auf- oder abbauende Rolle.

DRITTE AURASCHICHT
Mentalkörper = Solarplexus-Chakra

Mentale Prozesse, der Intellekt und lineares Denken gehören in diesen Bereich.

VIERTE AURASCHICHT
Astralleib = Herz-Chakra

Auf dieser Ebene geschieht die Umwandlung von Materiellem zu Immateriellem, von neutraler Energie zu Liebe, und zwar der Liebe nicht nur zu einem Menschen, sondern zur ganzen Schöpfung.

FÜNFTE AURASCHICHT
Ätherleib der immateriellen Ebene = Kehlkopf-Chakra

Höherer Wille ist auch Schöpferwille, göttlicher Wille, Schaffen durch den Logos, das Wort. Auf diese Ebene gehören Dinge, die wir im Kopf gebären und im Herzen fühlen, auch mit dem Wort in die Welt bringen.

SECHSTE AURASCHICHT
Emotionalleib der immateriellen Ebene = Stirn-Chakra

Hier ist der Ort der kosmischen Liebe; diese Liebe überschreitet den Bereich, den wir gemeinhin Liebe nennen, weit, denn sie umgibt und umfaßt die gesamte Schöpfung. Auf dieser Ebene erkennen wir alle Lebensformen als gleichwertige Schöpfung.

SIEBTE AURASCHICHT
Mentalleib der immateriellen Ebene = Kronen-Chakra

Die Ebene des Höheren Selbst, des höchsten Bewußtseins, der Erkenntnis und der Integration unserer geistigen und physischen Verfassung.

AUREN UND CHAKREN

UNTERSCHIEDLICHER CHARAKTERE*

SCHIZOIDER CHARAKTER

In der Aura finden wir bei einem solchen Charakter Sprünge und Brüche. An vielen Stellen fühlen wir beim Abfühlen (siehe Kapitel »Technik der Energiearbeit«) Energieverluste. Die Aura hat meist eine hellblaue, blasse Farbe. Am Hinterkopf spüren wir ein stark vergrößertes Energiefeld. Das vordere Stirn-Chakra und das hintere Nabel-Chakra sind weit offen. Wir ertasten ein deformiertes Kronen- und ein anormales vorderes Solarplexus-Chakra. Die Aura ist meist »strahlig« (wie Millionen feiner Nadelstiche). Es kann sein, daß uns schwindelig wird, wenn wir vor so einem Menschen stehen; auch ein schummriges Gefühl in der Magengegend ist möglich.

ORALER CHARAKTER

Störungen in der oralen Prägephase (bis zum 18. Lebensmonat) sind oft der Grund für Verlassensängste. Die Grunderfahrung eines solchen Charakters ist Entbehrung. Er fühlt sich hohl oder leer und will keine Verantwortung für sich und andere übernehmen. Ein solcher Mensch neigt dazu, sich an andere zu klammern. Er haßt es, allein zu sein, und braucht ständig jemanden, der ihm

---

*Die verschiedenen Charaktere sind angelehnt an Barbara Ann Brennan: Lichtarbeit.

Wärme und Unterstützung gewährt. Sein inneres Gefühl von Leere veranlaßt ihn, sich von außen zu holen, was er braucht. Die Aura eines solchen Menschen ist schwach, ruhig und still. Die Energie sitzt hauptsächlich im Kopf. Die erste Auraschicht, der Ätherleib, ist sehr dünn und im Ruhezustand meist hellblau, diese Farbe wandelt sich zur dritten Auraschicht, dem Mentalleib hin in stumpfes Hellgelb. Das Kronen-, das vordere und hintere Stirn-Chakra sind geöffnet, ebenso das vordere und hintere Nabel-Chakra. Alle anderen Chakren sind übermäßig geschlossen.

PSYCHOPATHISCHER CHARAKTER

Zu diesen Charakteren gehören Menschen, die vom gleichge-schlechtlichen Elternteil keine Unterstützung bekommen haben. Aus diesem Grund versuchten sie als Kind, diesen Elternteil zu manipulieren. Als Erwachsener bemüht sich ein so geprägter Cha-rakter um jeden Preis, Kontrolle über andere Menschen auszu-üben. Er möchte dominant sein und Macht ausüben, er will im-mer siegen. Der Energiefluß zwischen oberer und unterer Körperhälfte ist bei einem solchen Menschen meist blockiert. Nacken und Augen sind verspannt. Er strebt danach, andere von sich abhängig zu machen – wenn es sein muß, auch mittels einer Krankheit. Beim psychopathischen Charakter finden wir die Energie in der oberen Hälfte des Körpers gestaut. Die erste Auraschicht, der Ätherleib, wird zu den Füßen hin dünner und ist im oberen Bereich stark ausgedehnt. Die Farbe ist Blau, aber meist kräftiger als beim oralen oder schizoiden Typ. Das Kronen-, vordere und hintere Stirn- und hintere Herz-Chakra sind weit geöffnet, die anderen sind geschlossen.
In der Behandlung müssen wir die Energien entsprechend ausglei-chen. Ich führe die gestaute Energie zum Nabel-Chakra, lasse eine Hand dort und gehe mit der anderen Hand auf die Knie, und zwar so lange, bis sich das Gefühl von ausgeglichener Energie einstellt.

MASOCHISTISCHER CHARAKTER

Bei einem solchen Charakter handelt es sich um einen Menschen, der nur Liebe erfahren hat, die an Bedingungen geknüpft war. Im Inneren empfindet er Überheblichkeit, Verachtung und Angst – er befürchtet ständig, daß alles in ihm aufbrechen wird. Wir erleben hier oft Impotenz, verbunden mit einem starken Interesse an Pornographie, wobei Sexualität gleichzeitig für unsauber gehalten wird. Eine solche Persönlichkeit zeigt starke Verspannungen im Hals, Kiefer, Nacken und im Bauch. Die erste Auraschicht ist graublau; die Aura fühlt sich rauh, dick und sehr verdichtet an. Das vordere und hintere Stirn- und das vordere Solarplexus-Chakra sind geöffnet, alle anderen sind geschlossen.

RIGIDER CHARAKTER

Der rigide Charakter wurde als Kind vom gleichgeschlechtlichen Elternteil zurückgewiesen – seine Liebe wurde verraten. Eine solche Persönlichkeit hält ihre Gefühle und ihr Handeln ständig zurück, um sich nicht lächerlich zu machen und nicht verletzt zu werden. Sie hat Angst vor Verletzung und Verrat. Sie identifiziert sich stark mit der physischen, faßbaren Welt und umgibt sich mit einer Wand, die weder Gefühle herein- noch hinausläßt. Sie hat auch in der Sexualität große Schwierigkeiten, sich hinzugeben. Solch ein Mensch hat oft das Gefühl, nichts mehr zu fühlen. Die erste Auraschicht ist graublau, stark, breit und gleichmäßig, wobei die Energie hinten sehr stark und vorn sehr schwach zu spüren ist. Die Aura ist im allgemeinen hell. Dieser Charakter neigt zu explosionsartiger Hysterie. Vorderes und hinteres Stirn-Chakra sowie hinteres Kehl-, Herz-, Solarplexus-, Nabel- und das Wurzel-Chakra sind geöffnet, davon das hintere Herz-Chakra am weitesten und das Solarplexus-Chakra am geringsten. Sämtliche vorderen Chakren sind verschlossen. Wir müssen hier stark am vorderen Herz-Chakra arbeiten, um es zu öffnen und die Person Liebe fühlen zu lassen.

Merke!
Die vordere Körperseite ist die Gefühlsseite, die hintere
die Willensseite und der obere Bereich die Mentalseite.

Aura und Chakren

im dynamischen, zur Krankheit

führenden Prozess

- Die **siebte Auraschicht** (immaterieller Mentalkörper) in Disharmonie mit dem **siebten Chakra** (Kronen-Chakra) führt zu:

  »Ich glaube, ich bin« **bzw.**
  »Ich glaube, besser zu sein als andere.«

- Die **sechste Auraschicht** (immaterieller Emotionalkörper) in Disharmonie mit dem **sechsten Chakra** (Stirn-Chakra) führt zu:

  »Ich liebe, was ich glaube« **bzw.**
  »Ich liebe es, besser zu sein als andere.«

- Die **fünfte Auraschicht** (immaterieller Ätherkörper) in Disharmonie mit dem **fünfte Chakra** (Kehlkopf-Chakra) führt zu:

  »Ich will, daß sich das, was ich glaube, realisiert« **bzw.**
  »Ich versuche, besser zu sein als andere.«

- Die **vierte Auraschicht** (Astralkörper) in Disharmonie mit dem **vierte Chakra** (Herz-Chakra) führt zu:

»Ich wünsche nach meinem Glauben*«
»Ich wünsche, besser zu sein als andere«.

- Die **dritte Auraschicht** (Mentalkörper) in Disharmonie mit dem **dritten Chakra** (Solarplexus-Chakra) führt zu:

»Ich denke nach meinem Glauben*: Ja?/Nein?« bzw.
»Ich denke, ich kann besser sein als andere« und
»Ich denke, ich kann nicht besser sein als andere.«

Das führt zu innerem Zwiespalt.

- Die **zweite Auraschicht** (Emotionalkörper) in Disharmonie mit dem **zweiten Chakra** (Nabel-Chakra) führt zu :

»Ich fühle nach meinem Glauben*.«

Da es nicht wahrhaftig ist gibt es: Angst, Ärger, Kummer.

- Die **erste Auraschicht (Ätherkörper)** in Disharmonie mit dem **ersten Chakra** (Wurzel-Chakra) führt zu:

»Ich bin nach meinem Glauben*.«

Das verursacht physische Schmerzen.

Bei der Manifestation des Vorangegangenen im **physischen Körper** führt das auf dieser Ebene zu: »**Ich existiere nach meinem Glauben**«, was sich in Krankheit ausdrückt. Die Disharmonie kann in jedem der Körper auftreten und setzt sich dann in den nächstdichteren Körper fort.

---

*nach meinem Glauben = gemäß meinen Überzeugungen

Aura und Chakren

im kreativen, zur Gesundheit

führenden Prozess

Die **siebte Auraschicht** (immaterieller Mentalkörper) in Harmonie mit dem **siebten Chakra** (Kronen-Chakra) steht für **göttliches Wissen** und gibt die Gewißheit:

»Ich bin eins mit Gott.«

Die **sechste Auraschicht** (immaterieller Emotionalkörper) in Harmonie mit dem **sechsten Chakra** (Stirn-Chakra) steht für **göttliches Lieben** und die Erkenntnis:

»Ich liebe das universelle Leben.«

Die **fünfte Auraschicht** (immaterieller Ätherkörper) in Harmonie mit dem **fünften Chakra** (Kehlkopf-Chakra) steht für **göttlicher Wille** und führt zum Erleben:

»Dein Wille und mein Wille sind eins.«

Die **vierte Auraschicht** (Astralkörper) in Harmonie mit dem **vierten Chakra** (Herz-Chakra), steht für **reines Lieben**, so daß ich empfinde:

»Ich liebe die Menschheit und die ganze Schöpfung.«

Die **dritte Auraschicht** (Mentalkörper) in Harmonie mit dem **dritten Chakra** (Solarplexus-Chakra) steht für **klares Denken** und setzt sich um in:

»Ich nutze mein klares Denken, um Liebe und Wollen in Harmonie zu realisieren.«

Die **zweite Auraschicht** (Emotionalkörper) in Harmonie mit dem **zweiten Chakra** (Nabel-Chakra) steht für **wahre Gefühle** und bewirkt:

»Der Fluß meiner Gefühle stimmt natürlich überein mit der göttlichen Realität und erzeugt : Liebe.«

Die **erste Auraschicht** (Ätherkörper) in Harmonie mit dem **ersten Chakra** (Wurzel-Chakra) ergibt die Empfindung:

»Ich existiere.«

Das bewirkt natürliche Energieumwandlung, welche die Struktur und Funktion des Ätherischen Körpers aufrechterhält. Ausgeglichenheit erzeugt:

Wohlgefühl

Der physische Körper steht für das Sein und bewirkt natürliche Umwandlung der chemischen Energien und ausgewogene physische Systeme. Dies erzeugt:

Gesundheit

KAPITEL 6

FARBINTERPRETATION ZUM ZWECKE DER HEILUNG

DIE FARBEN

Das Farbempfinden ist sehr subjektiv, deshab wurde hier bewußt auf die Darstellung der einzelnen Farben verzichtet. Bei der Visualisierung von Farben geht es sehr stark um eigene »Schwingungsvorstellungen«, die nicht exakt vorgegeben werden können – deshalb: Orientieren Sie sich an Ihrem Gefühl!

ROT

Aufladen der Aura, Aufladen des Wurzel-Chakras; Wärmen, Verbrennen; Leidenschaft, Gefühle, Liebe, Erhöhung von Blutdruck und Puls, Heruntersetzen der Schmerzgrenze, Erhöhen der allgemeinen Aktivität

Sehen wir in der Aura eines Menschen ein **klares Feuerrot**, so zeigt dies, daß die Energie dieses Menschen sehr klar und kraftvoll ist. Der Mensch ist in der Regel kontaktfreudig und aktiv. Diese Farbe ist auch ein Hinweis auf einen eher hohen Blutdruck bei ansonsten guter Gesundheit. Wir finden diese Farbe verstärkt bei jüngeren Menschen, bei denen die Hormonproduktion auf vollen Touren läuft.

Ein **Zinnoberrot** deutet auf eine starke, gereifte Person hin, die eine hohe Antriebskraft besitzt, und ist entsprechend eher bei Erwachsenen anzutreffen. Die Farbe in der Aura kann in diesem Fall auch Hinweis auf unterdrückte Sexualität sein.

Scharlachrot zeigen Kinder und Heranwachsende in der Wachstumsphase. Neues Gewebe wird in großer Geschwindigkeit produziert, und die durch diese Farbe produzierte starke, vitale Lebensenergie ist zuständig dafür, daß es sich vollkommen und fehlerfrei formt. Bei Erwachsenen ist diese Farbe ein Zeichen dafür, daß zuviel Lebensenergie in reine Triebkraft verwandelt wird. Meist geht ein hoher Blutdruck damit einher. In solch einem Fall sollte die Energie im gesamten Körper besser verteilt werden. Diese Farbe könnte auch ein Zeichen von sexueller Frustration sein, was eventuell Herzbeschwerden auslösen kann. Die genaue Diagnose bzw. Interpretation kann erst nach der Anamnese erarbeitet werden.

Die Farbe **Blutrot** ist Ausdruck rein körperlicher, schwer zu zügelnder Triebkräfte. Die Farbe kann ein Hinweis auf Gier, Grausamkeit, Gewalttätigkeit oder Jähzorn sein.

Magentarot steht für die Fähigkeit, zu heilen. Kommt diese Farbe in der Aura einer Person vor, so kann man davon ausgehen, daß sie Talente zum Heilen hat. Sie hat auch meist ein starkes Bedürfnis, anderen zu helfen. Magentarot leitet Energie, kann sie jedoch nicht selbst aus seiner Frequenz erzeugen. Hat ein Heiler zuviel von dieser Farbe in seiner Aura, ist es Zeit, in der energetischen Arbeit eine Pause einzulegen und sich selbst zu regenerieren, die eigenen Zellen wieder mit guter Energie aufzufüllen. Ansonsten besteht die Gefahr, daß dieser Mensch seine eigene Energie so verbraucht, daß er sich künftig nur noch mit der Energie anderer am Leben erhalten kann, sie quasi »energetisch aussaugt«.

ORANGE

Aufladen der Aura, Erhöhung der Libido und sexuellen Kraft, Unterstützung des Immunsystems, wärmend, allgemein leistungssteigernd; gegen Depression, Nieren- und Blasenleiden; bei Stoffwechselstörungen, Atembeschwerden, Asthma, Erkältungen, Herzschwäche; Aufladen des Nabel-Chakras, Ehrgeiz

Orange ist die Farbe der Lebenskraft auf der persönlichen Ebene. Es weist auf Geselligkeit und gutes instinktives Reaktionsvermögen hin. Diese Farbe ist sehr positiv im beruflichen Bereich, besonders dort, wo Präsenz und die Freude an der Präsentation erforderlich sind. Orange wirkt sehr positiv auf die Nieren und die Adrenalinproduktion. Eine Person, in deren Aura diese Farbe dominant ist, handelt aktiv, und sie hat eine gute Intuition, wenn es um Entscheidungen geht oder darum, für eine Sache zu kämpfen oder sich zurückzuziehen. Orange ist die Mischung von Rot und Gelb. Letzteres steht für Antriebskraft und die Kraft der Sonnenenergie.

Schmutziges Orange ist eine Farbe, die wir häufig in der Aura bei Patienten mit Migräne oder Magenproblemen sehen. Es kann auch Hinweis auf falschen Stolz oder starke Angespanntheit sein. So eine Person könnte auch durch Selbstherrlichkeit und Aggression sowie laute, provokante Selbstdarstellung in der Öffentlichkeit auffallen. Die inneren Vorgänge, die zur Entstehung dieser Farbe führen, wirken sich über kurz oder lang zerstörerisch auf die Gesundheit und die geistig-moralische Verfassung der Person aus. Wir sehen diese Farbe oft bei sehr aufdringlichen Verkäufern.

Orangebraun weist auf einen Mangel an körperlicher und/oder psychischer Reinheit hin. Diese Farbe reflektiert einen Konflikt zwischen instinktivem Verhalten, konditionierten Reflexen, die gesellschaftlich reflektiert werden, und einem Hang zum Konventionellen. Sie kommt bei Menschen vor, die sich gezwungen fühlen, ihren Lebensstil dem der anderen anzupassen, um mithalten zu können. Schlauheit und Gerissenheit gleichen dann oft mangelnden Intellekt aus. Solche Persönlichkeiten sind oft unehrlich. Diese Farbe entsteht, wenn der Intellekt sich auf Materielles fokussiert, nur um sich zu bereichern. Diese Farbe kann auch ein Hinweis auf Probleme mit den Nieren hinweisen.

GELB

Klarer Verstand, Aufladen der Aura, aufheiternd, die Denkfähigkeit erhöhend, die Nerven stärkend; gegen Darmerkrankungen, ebenso Magenprobleme, Leberbelastung, Gallenschmerzen oder Gallensteinen, Erkältung; bei Kopfschmerzen; für allgemeinen Energiegewinn; Aufladen des Solarplexus-Chakras; die innere Sonne, der Intellekt. Sehr wirksam bei unerfülltem Kinderwunsch!

Zitronengelb zeigt einen stark motivierten, aber nur oberflächlich funktionierenden Intellekt an. Diese Farbe ist sehr »flirrend« und verhindert meist geordnetes Denken. Jemand, der seine Gedanken dennoch in die Ordnung bringen kann, wird sie meist auf berechnende Weise einsetzen. Meist ändert solch eine Persönlichkeit ihre Meinungen ständig. Sehen wir in der Aura eines Menschen kein anderes Gelb als Zitronengelb, so können wir davon ausgehen, daß er leicht zu beeinflussen ist. Der Verstand ist eher schwach und nur zu leichten gedanklichen Übungen in der Lage, was sich eventuell darin äußert, daß gewohnheitsmäßig nur der rein äußerliche, momentane eigene Vorteil kalkuliert wird.

Senfgelb zeigt uns, daß eine Person unreine Gedanken in sich trägt. »Stammtischreden« und verbreitete Meinungen werden ungeprüft übernommen und wiedergegeben. Solch eine Person neigt sehr zu Selbstbetrug, Opportunismus und zweckdienlichen Glaubensvorstellungen. Sie meidet Situationen, in denen intellektuelle Regsamkeit gefordert wird – denn vor diesen hat sie nachgerade Angst. Senfgelb finden wir in der Aura von Menschen, die immer darauf aus sind, negative Dinge herauszufinden, mit denen sie anderen schaden können.

Goldgelb hingegen ist eine Farbe, die auf einen starken, vitalen und gutentwickelten Intellekt hinweist. Diese Farbe kündet auch von einer gute Konzentrationsfähigkeit. Menschen mit dieser Farbe wirken meist sehr erfrischend und anregend auf ihre Mitmenschen. Goldgelb deutet auf einen umsichtigen, fähigen Menschen hin, der ein gutes Organisationstalent besitzt. Menschen mit dieser Farbe in der Aura können sich gut von Kleinigkeiten zu großen Dingen inspirieren lassen. Ihre Phantasie und Kreativität ist scheinbar grenzenlos. Sie können auch geistige Zusammenhänge für andere nachvollziehbar und verständlich machen. Die Wirkung, die ein solcher Mensch auf andere hat, könnte man als mystisch bezeichnen.

GRÜN

Farbe des Heilers; Heilung, Aufladen der Aura, Gleichgewicht schaffen, Aufladen des Herz-Chakras, alles in seine Urform zurückbringen, Auflösen von alten Mustern, von Tumoren etc.; Regeneration, Harmonisierung und Entspannung; hilft bei chronischen Krankheiten, Asthma, Bronchialleiden, Magen- und Darmerkrankungen, Wetterfühligkeit, Augenkrankheiten, beruhigt die Nerven, entlastet das Herz

Helles Smaragdgrün steht für Wachstum, vitales Leben und die Ausdehnung des gesunden Egos. Ein Mensch mit dieser Farbe in der Aura ist meist kommunikativ und kreativ. Er ist in der Lage, sich sehr gut in andere und auch in Situationen hineinzufühlen. Ein gutes Herz im physischen Sinn zeichnet solch einen Menschen meistens aus. Die Gefühlslage ist in der Regel ausgeglichen, die Person ist fröhlich und optimistisch. Hat sich solch ein Mensch einmal über die Maßen verausgabt, so kann er sehr schnell wieder regenerieren. Er ist enorm anpassungsfähig und glaubt unerschütterlich an das Gute in seinen Mitmenschen. Dies gilt aber nur so lange, bis sein Individualismus verletzt wird. Dies ist für ihn eine unzulässige Grenzüberschreitung, die seine Gutherzigkeit manchmal auch ins Gegenteil wandelt. Nachdem der erste Rauch verflogen ist, dominiert aber wieder die ausgeglichene Seite.

Dunkles Smaragdgrün zeigt uns seelisches Wachstum an, das aber gepaart ist mit übertriebener Emotionalität, die sich in Form von gedankenlosem Eigensinn und Egozentrik äußert. Menschen, die eine solche Farbe in der Aura haben, fühlen sich oft durch äußere Umstände oder andere Menschen an der Entfaltung ihrer Persönlichkeit gehindert.

Blattgrün ist ein Zeichen für Hinterlist, Unehrlichkeit, Gier und negative Absichten. Das Ego wird sehr verzerrt wahrgenommen. Das Herz verschließt sich in dem eigensinnigen Wunsch, unberührt und ungeöffnet zu bleiben, und deshalb haben wir es hier meist mit neidischen und selbstsüchtigen Menschen zu tun. Sie haben meist keine echten Freunde, sondern werden höchstens von jenen hofiert, die Angst vor ihnen haben. Manchmal neigen solche Menschen zu Zwangsvorstellungen, denen sie hilflos ausgeliefert sind.

Gelbgrün wiederum ist die Farbe, die auf Ichbezogenheit hinweist. Es könnte sich um einen eher kalten Menschen handeln mit einer sehr bewußten Eigensucht in seinem Gefühlsleben. Dieser Mensch wird von seinem Verstand regiert, der ihn selbst dann leitet, wenn es sich um tiefe emotionale Dinge handelt. Das Herz ordnet sich komplett dem Verstand unter. Gefühle werden nur mit Kalkül eingesetzt (Tränen als Waffe). Die Gefühle anderer werden zu deren Nachteil benutzt. Durch die ungute Vermischung von Intellekt und emotionalem Ich-Gefühl, werden beide Bereiche gestört und geschwächt.

Blasses Olivgrün weist auf eine schwache und unreine Gefühlswelt hin – Unsicherheit, Minderwertigkeitsgefühle etc. Sehen wir diese Farbe in der Nähe von Rot, so zeigt sie uns entweder sexuelle Probleme, Versagensängste oder Frustration an. Diese Farbe entsteht durch einen Mangel an körperlicher Befriedigung. Manchmal deutet sie auch auf Gefühlsgeiz auf bestimmten Ebenen hin. Auch bei Suchtkranken finden wir diese Farbe in der Aura oder bei paranoiden Persönlichkeiten, die geprägt sind von Neid, Eifersucht und großer Unsicherheit. Die Dominanz dieser Farbe in der Aura wirkt, auch ohne daß man Aura sehen kann, meist abstoßend auf Menschen, die mit solch einer Persönlichkeit konfrontiert werden.

Jadegrün sehen wir bei Personen, die sehr positive und feine Gefühle in sich tragen. Diese Farbe spiegelt uns die Verbindung der positiven Schwingungen des Herzens mit den Inhalten des Unbewußten. Sie verweist auf ein vom höheren Bewußtsein transzendiertes Ego. Die Intuition wird stark eingesetzt, und manchmal sind übersinnliche Fähigkeiten vorhanden. Wir erleben eine ausgewogene innere Haltung, und die Persönlichkeit ist verständnisvoll und sanftmütig. Diese Farbe ist ein Ausdruck der Reinheit der Gefühle und des Wissens um die Einheit allen Seins, was zu dem Verlangen führt, anderen Schutz zu bieten. Wir sehen diese Farbe bei Menschen mit hochentwickelter Kreativität und starkem Sinn für Schönheit und Kunst. Unser Universum wird in seiner ganzen Fülle wahrgenommen. Der Mensch besitzt Geduld und Ausdauer auch in Konfrontation mit Not und Unglück.

BLAU

Der Lehrer; Aufladen des Kehlkopf-Chakras, Abblocken negativer Energie, Reinigung der Peripherie, Beruhigung, Kühlung, Schutz, positive Wirkung auf die Nervenbahnen; bei Schmerzen, Mißempfindungen, epileptischen Anfällen, Apoplex (Schlaganfall), multipler Sklerose und Herzinfarkt, Kopfschmerz, Erkältung und Brandwunden sowie Knochenbrüchen

Tiefdunkles Aquamarinblau deutet auf einen hochentwickelten, expansiven und sehr intuitiven Geist in Aktion hin. Wir sehen diese Farbe bei metaphysisch geschulten Künstlern, Dichtern und Musikern sowie bei Spitzenmathematikern.

Türkisblau zeigt einen Geist, der auf hoher Ebene und mit hoher Geschwindigkeit funktioniert. Außerdem werden mit dieser Farbe Heilkräfte verbunden. Weiterhin steht sie für unmittelbare Kommunikation von Erkenntnis und Energie. Wenn das Türkisblau sehr leuchtend ist, hat der Mensch eine ungewöhnlich starke Gabe der Wahrnehmung. Er beobachtet genau und scharfsinnig und durchdringt das Gesehene. Solche Menschen können sehr schnell neue Konzepte entwerfen, Informationen aufnehmen und sie in einen folgerichtigen Zusammenhang bringen. Diese Fähigkeit wird manchmal mit Hellsichtigkeit verwechselt.

Himmelblau ist eine Farbe der geistig-seelischen Ebenen, die auf die Fähigkeit, geistig zu heilen, hindeutet. Diese Farbe zeigt hochgradige innere Selbstdisziplin. Solche Menschen haben eine beruhigende Wirkung auf ihre Mitmenschen. Außerdem haben sie hohe Ideale und sind in jeder Hinsicht ehrlich.

Indigoblau oder **Königsblau.** Indigo weist auf Rechtschaffenheit hin und Königsblau auf unformuliertes aber in der Tiefe vorhandenes Wissen. Beide Farben sind Ausdruck der Wahrnehmung im höheren Bewußtsein. Indigo steht für die Wahrnehmung dessen, was in der Vergangenheit geschah oder in der Zukunft kommen wird. Außerdem steht es für Ehrlichkeit, ein gesundes Ego und Selbstlosigkeit. Personen, die diese Farbe in sich tragen, haben die Möglichkeit, sich zu distanzieren und die Dinge von einem übergeordneten Standpunkt aus zu betrachten. Auf sich selbst bezogene Ängste sind nicht vorhanden, und darum beweisen diese Menschen einen Mut, der sich deutlich von der Norm abhebt. Ihre Ausstrahlung ist sehr wohltuend für andere, gibt ihnen Kraft und Zuversicht. Menschen mit diesem Indigoblau haben Kontrolle über den Energiefluß vom Unbewußten zum Bewußten. Das Dritte Auge funktioniert bei ihnen gut. Königsblau ist in Verbindung zu bringen mit magischen Kräften und übersinnlichen Fähigkeiten.

Blauviolett steht für Sensibilität und die Lehre des Geistes. Es öffnet das Dritte Auge, fördert Wahrheit und klare Gedanken.

Mit dieser Farbe können wir das Stirn-Chakra aufladen. Sie hilft bei tiefsitzenden Schmerzen und der Arbeit an Knochenzellen. Blauviolett ist die Farbe bei Leukämie, Knochen- und Kiefererkrankungen. Die Meditation über diese Farbe bringt die Erkenntnis der individuellen Aufgabe unseres Lebens. Blauviolett ist ein Zeichen für die perfekte Verbindung aller inneren Energiekreise. Die visionären Vorstellungen eines Menschen, bei dem diese Farbe stark ausgeprägt ist, können voll ins Leben umgesetzt werden. Es ist die Farbe echter Spiritualität und der Fähigkeit, durch tiefes Versenken – sei es durch Gebet oder Meditation – in Kontakt mit den höheren Daseinsebenen zu gelangen. Die Vereinigung von persönlicher Integrität und reiner Lebenskraft führt zu höherer Intuition. Blauviolett steht für innere Klarheit, unverbrüchliche Hingabe, ein ausdrucksstarkes Herz und zeigt, daß der Mensch sich der Einheit aller Welten bewußt ist. Viele große Impulsgeber der Menschheit sind auf ihrem Weg schwer geprüft worden. Nur die Grundlage des Vorherbeschriebenen, dessen Existenz uns diese Farbe anzeigt, gibt uns die Fähigkeit, das persönliche Leid in jene positive Energie zu verwandeln, welche anderen Seelen echte Kraft gibt.

WEISS

Wahrheit, Weisheit, Reinheit, Aufladen des Energiefeldes und des Kronen-Chakras, Frieden und Wohlbehagen erzeugend, schmerzstillend, Harmonie; sehr effektiv bei hyperaktiven und Neurodermitiskindern
Die **vollkommen weiße** Aura ist das Merkmal des Meisters oder Lehrers. Hat eine Person neben anderen Farben viel Weiß in der Aura, so deutet dies auf wachsende Reinheit des Geistes und das bewußte Streben hin, einem Meister oder Ideal zu folgen, wobei dieser Wunsch nicht intellektueller Natur ist.

SILBER

Kommunikation, Reinigung des Energiefeldes, Selbstreflektion
Menschen mit dieser Farbe in der Aura haben Schwierigkeiten in
der Kommunikation, dies gilt auch für die Kommunikation mit
sich selbst, bewußtes Eintreten für den eigenen Standpunkt und
die Fähigkeit, diesen auch in die Welt zu bringen.

SCHWARZ

Tiefes Vergessen, Abwesenheit von Licht
Es ist eine häufige Farbe in der Aura von Krebspatienten. Oft
weist sie auf verborgenen Ehrgeiz hin. Sie kann die Farbe des
Übergangs zur Gnade, zur Stille, zum göttlichen Frieden z.B. in
der Sterbebegleitung sein. Nach dem Übergang, also nach Ein-
gang in die geistige Welt, wandelt sie sich jedoch wieder in gelb-
liches, wärmendes, webendes Licht.

DIE SCHWINGUNGSFREQUENZEN DER FARBEN[*]

Blau:	zwischen 250 und 275 Hz sowie bei 1200 Hz
Grün:	zwischen 250 und 475 Hz
Gelb:	zwischen 500 und 700 Hz
Orange:	zwischen 950 und 1050 Hz
Rot:	zwischen 1000 und 1200 Hz
Violett:	zwischen 1000 und 2000 Hz,
	300 und 400 Hz sowie 600 und 800 Hz
Weiß:	zwischen 1100 und 2000 Hz

[*]Gemäß den elektronischen Farbmessungen von Dr. V. Hunt, Universität von Kali-
fornien, Los Angeles 1988 (Hz = Schwingungen pro Sekunde)

AURAFARBEN

in Zusammenhang mit Emotion und Aktivität

Wut	= dunkelrot
Ärger	= rot
vibrierende Lebenskraft	= hell rotorange
starke sexuelle Energie	= hell rotorange
Angst	= grauweiß
Neid	= schmutzig-dunkelgrün
Traurigkeit	= dunkelgrau
Frustration	= dunkelrot
Reizbarkeit	= dunkelrot
Glück	= weißrosa
Verwirrung	= hellgrau
Herzschmerz	= rot
intellektuelle Aktivität	= gelb
Leidenschaft	= rot
Ehrgeiz	= orange
Heilkräfte	= grün
Sensitivität	= blau
tiefe Verbindung mit dem Geist	= violett
Wahrhaftigkeit	= weiß
Kommunikation	= silber
seine Aufgaben ergreifen	= kastanienbraun
Abwesenheit von Liebe	= schwarz

Unsere Aura können wir »trainieren«, indem wir sie nicht nur mit speziellen Übungen ausbilden, sondern besonders durch die Kraft unseres Willens. Unser Wille, ausgerichtet auf Mut, Hoffnung,

Freude und Vertrauen, ist das beste Heilmittel, denn diese Energien wirken nährend. Die so gestärkte Aura bildet den besten Schutz gegen ansteckende Krankheiten; sie läßt keine Erreger in den Körper dringen.

Mutlosigkeit, Ängste, Verzweiflung etc. – diese Energien ziehen alle Lebensenergie nach innen, wodurch sie die Krankheitserreger förmlich »einsaugen«. Positive Energien wie Mut, Hoffnung, Freude und Vertrauen richten sich nach außen und bilden so einen regelrechten Schutzwall, der negative Einflüsse von sich weg katapultiert.

So wie also unser Geist in seiner Ausrichtung Krankheit oder Gesundheit fördern kann, so können wir durch bewußte Übertragung von Energie auch die Gesundheit von anderen beeinflussen.

Übrigens: Energieaustausch hat nicht nur auf Menschen einen spürbaren Einfluß. Wir stehen mit unserer Umwelt in ständiger Wechselwirkung, besonders mit Tieren, Pflanzen und Mineralien. Behandeln wir unsere Pflanzen mit Energie, so wachsen sie schneller und schöner. Probieren Sie es aus! Mehr dazu im Kapitel »Technik der Energiearbeit«.

KAPITEL 7

GESUNDHEIT VISUALISIEREN

NACH ALDO BERTI

Große Unterstützung in der Energiearbeit bietet uns die Möglichkeit des Visualisierens. Die Kraft der Vorstellung legt im feinstofflichen Bereich unseres Körpers die Grundlage dafür, daß sich das »Bild«, das wir uns machen, in der Materie manifestieren kann. Die Physiker gehen heute davon aus, daß in jeder unserer Zellen, die Informationen des gesamten Kosmos gespeichert sind. So können wir auch »Gesundheitsmuster«, die wir durch unsere Vorstellungskraft, unsere Phantasie erschaffen haben, auf unsere Zellen übertragen. Wir übertragen die Information von gesunden Zellen (die wir visualisieren), auf die kranken bzw. entarteten Zellen.

Phantasie ist die wunderbare Fähigkeit, eine Idee, ein Bild oder ein Muster geistig entstehen zu lassen. Das Ziel der Visualisierung kann auf der körperlichen, geistigen oder seelischen Ebene liegen. Wir können auch Situationen, die uns bevorstehen, visualisieren und sie so, im Vorfeld, positiv beeinflussen.

Machen wir uns noch einmal klar, daß Energie oder Schwingung immer die Eigenschaft hat, ähnliche Energie oder Schwingung anzuziehen. Gedanken sind eine leichte und bewegliche Form von Energie. Wir erschaffen etwas zuerst in unseren Gedanken, dann beginnt es, sich zu manifestieren. Unsere Vorstellungskraft erschafft ein bestimmtes Bild, das dann physikalische Energie magnetisiert und in die Form bringt, die sich dann auf der physischen Ebene manifestiert.

ÖFFNUNG DER CHAKREN MITTELS VISUALISIERUNG

Wir stellen uns ein Chakra nach dem anderen vor, angefangen beim Wurzel-Chakra. Nun visualisieren wir, wie sich das Chakra im Uhrzeigersinn dreht, und atmen dabei rotes Licht ein, dann rotes Licht aus. Bei der Ausatmung brauchen wir das Licht nicht aktiv zu visualisieren, es genügt, wenn wir beobachten, wie rotes Licht aus uns hinausfließt. Wenn die Farben zwischen Ein- und Ausatmen ausgeglichen sind, halten wir das Bild des roten Chakras im Geiste fest und gehen zum nächsten, bis hin zum Kronen-Chakra, immer mit der dem Chakra zugeordneten Farbe (siehe S. 891).

ÜBUNG

Nimm eine bequeme Haltung ein. Du kannst deinen Atem ein wenig beobachten, solltest ihn aber nicht beeinflussen. Entspanne jeden Muskel in deinem Körper.

Denke jetzt an einen Gegenstand, den du gern haben möchtest. Stelle dir noch einmal vor, wie sich jeder Muskel in deinem Körper entspannt, fange bei den Zehen an und wandere hinauf bis zur Kopfhaut. Atme tief und langsam vom Bauch aus. Zähle langsam von 10 bis 1. Fühle, wie du dich mit jeder Zahl mehr und mehr entspannst.

Wenn du dich ganz entspannt fühlst, fange an, deinen Wunsch möglichst genau zu visualisieren. Stelle dir vor, wie du den Gegenstand gebrauchst, bewunderst, genießt und ihn deinen Freunden zeigst. Denk dir aus, was sie wohl zu diesem Gegenstand sagen. Geh ganz in dieser Vorstellung auf, und zwar so lange, wie du den Gegenstand in deiner Vorstellung festhalten kannst. Freue dich daran. Es sollte eine Erfahrung sein, die du total genießt – wie ein Kind, das sich in einem Wachtraum ausmalt, was es zu seinem Geburtstag haben möchte. Stelle dir den Gegenstand noch einmal richtig vor, und dann sage innerlich ganz bewußt JA zu ihm, etwa so: »Ich habe hier eine traumhaft schöne Uhr, und ich habe sie wirklich verdient.«

Diese positiven Affirmationen sind sehr wichtig beim Visualisieren. Du kannst die Wirkung des Visualisierens mit folgender Formel bekräftigen: »Dies oder etwas Besseres manifestiert sich nun für mich auf völlig befriedigende und harmonische Weise zum Wohl aller Beteiligten.« Damit hältst du die Möglichkeit offen für etwas anderes oder Besseres als deine ursprüngliche Vision und wirst gleichzeitig daran erinnert, daß ihre Umsetzung nur gelingt, wenn du auch das Wohl der anderen im Auge behältst.

WAS IST VISUALISIEREN?

Manche meiner Schüler sind beunruhigt, weil sie kein geistiges Bild sehen oder ihrer Meinung nach keine Phantasie haben, wenn sie versuchen zu meditieren. Keine Angst, unsere Phantasie ist ständig aktiv. Unsere Wahrnehmungsfähigkeit ist jedoch sehr unterschiedlich ausgeprägt und muß zum größten Teil noch entwickelt werden. Nur Geduld!!!

ÜBUNG

Schließe die Augen, und entspanne dich tief. Denke an ein vertrautes Zimmer. Erinnere dich an einige vertraute Einzelheiten, z.B. an die Teppichfarbe, wo stehen welche Möbel, wie hell oder dunkel ist es? Stell dir vor, wie du in das Zimmer gehst und dich auf einen bequemen Stuhl setzt oder auf eine Couch legst.

Nun ruf dir ein Erlebnis aus den letzten paar Tagen ins Gedächtnis, das du sehr genossen hast – etwa eine köstliche Mahlzeit, eine Massage, einen romantischen Sonnenuntergang oder eine schöne Liebesnacht. Erinnere dich so lebhaft wie möglich daran, und genieße diese damals gemachten lustvollen Empfindungen in der Erinnerung noch einmal.

Stelle dir nun vor, du bist in irgendeiner idyllischen Landschaft, entspannst dich vielleicht auf weichem, grünem Gras neben einem kühlen Fluß oder wanderst durch einen schönen, üppigen Wald. Es kann ein Platz sein, an dem du schon gewesen bist, oder erträume dir einen Platz, den du gerne aufsuchen würdest. Gehe auch hier ins Detail, und erschaffe den Ort nach deinen Wünschen.

Wir haben nun den Unterschied der zwei Visualisierungsmöglichkeiten erfahren.

Im ersten Teil der Übung haben wir die Bilder einfach auf uns zukommen lassen und angenommen, was sich uns gezeigt hat. Das ist die rezeptive Form des Visualisierens (rezeptiv = empfangend, empfänglich).

Im zweiten Teil der Übung haben wir aktiv eine Wahl getroffen und das erschaffen, was wir sehen oder uns vorstellen wollten. Das ist die aktive Form des Visualisierens.

Wenn das Visualisieren überhaupt nicht klappt, können wir davon ausgehen, daß eine Angst vor der Konfrontation mit eigenen Gefühlen und Emotionen dahintersteckt!

DIE WICHTIGSTEN REGELN

FÜR ERFOLGREICHES VISUALISIEREN

1. DIE ZIELSETZUNG

Stell dir möglichst genau vor, was du gerne haben möchtest oder worauf du hinarbeiten willst. Dies gilt auf allen Ebenen, so z.B. für eine Arbeitsstelle, ein Haus, eine Beziehung, Gesundheit etc. Wähle am Anfang Ziele, an die zu glauben dir leichtfällt und die sich in absehbarer Zeit verwirklichen lassen. Wenn du dich sicher fühlst im Visualisieren, kannst du auch schwierigere Dinge angehen.

2. DAS GENAUE BILD

Male dir deinen Wunsch genau so aus, wie du ihn haben willst. Stelle dir immer vor, daß dein Wunsch bereits Wirklichkeit ist. Du hast ihn mit deinem detaillierten Bild schon erschaffen. Es ist nur eine Frage der Zeit, bis du ihn durch deine feinstofflichen Bereiche im Grobstofflichen manifestiert hast. Fühle, wie du dich jetzt in deiner Wunschsituation wiederfindest. Visualisiere so viele Einzelheiten deines Wunsches und des Drumherums, wie du kannst.

3. IMMER WIEDERKEHRENDE KONZENTRATION AUF DEIN BILD

Denke, sooft du die Möglichkeit hast, ganz bewußt an dein Bild. Meditiere darüber, und nähre das Bild auch, wenn es sich irgendwann tagsüber wie »zufällig« einstellt. So wird es zu einem immer stärker verdichteten Bestandteil deines Lebens und nimmt immer mehr Form an.

Merke!
Gehe immer ohne Zwang mit dem Bild um, ganz ruhig und gelassen. Versuche niemals, etwas erzwingen zu wollen. Das wäre eher hinderlich. Nur Geduld und Beharrlichkeit führen die Visualisierung zum Erfolg.

4. GIB DEINEM ZIEL POSITIVE ENERGIE

Denke immer positiv und mit Überzeugung an dein Ziel. Zweifel haben in der Visualisierung nichts zu suchen. Stelle dir mit Nachdruck vor, daß es bereits existiert, daß es schon begonnen hat, sich zu manifestieren.

Arbeite so lange an deinem Ziel, bis du es erreicht hast – oder bis du den Wunsch, es zu erreichen, nicht mehr verspürst. Dies kann passieren, wenn sich neue Ziele ergeben oder es für eine höhere Ordnung wichtig ist, daß dein Ziel nicht oder noch nicht erreicht wird. Wie gesagt, in diesem Falle wirst du den Wunsch nach diesem Ziel auch nicht mehr verspüren. Bringe dann den Mut auf, dir einzugestehen, daß es richtig ist, ein anderes Ziel zu verfolgen und ein anderes Muster aufzugeben. Laß dann das alte Ziel los, und konzentriere dich mit aller Energie auf dein neues Ziel. Wenn du gerade kein Ziel findest, genieße die Erholung, es kommt mit Sicherheit ein neuer Impuls auf dich zu.

Wenn du dein Ziel erreicht hast, mache dir das bewußt. Sei dankbar für dieses Geschenk, das du dir selbst gemacht hast. Die Geistige Welt hat deinen Weg nur unterstützt. Danke der Geistigen Welt oder der höheren Ordnung für die Unterstützung.

Unterstützend beim Visualisieren wirken Affirmationen wie:

- »Ich bin mit meiner wahren Natur eins und habe unbegrenzte schöpferische Kräfte.«
- »Mein Höheres Selbst leitet mich in allem, was ich tue.«
- »Das Göttliche wohnt in mir und manifestiert sich durch mich auf der Erde.«

VISUALISIEREN ZUM ZWECKE DER HEILUNG

Wenn wir uns möglichst häufig im Visualisieren üben, haben wir nach einiger Zeit die wunderbare Möglichkeit, nicht nur mit der Übertragung von Energie zu heilen, sondern können nun ganz bewußt Farben zum Zwecke der Heilung einsetzen. Über die Bedeutung der einzelnen Farben im Sinne der Heilarbeit habe ich in einem gesonderten Kapitel geschrieben (S. 89).

HEILUNGSVISUALISIERUNG FÜR ANDERE

Nimm eine bequeme Haltung ein, schließe die Augen, und atme tief und entspannt ein und aus ... Immer tiefer kommst du in einen ruhigen und gelösten Gemütszustand ... Empfinde dich selbst als einen offenen Kanal für die Heilkräfte des Universums ... Die heilende Energie des Universums strömt durch dich hindurch ... Es ist nicht deine Energie, die du da spürst, sondern die Energie, die aus der unendlich tiefen Quelle des Universums kommt ... Durch dich wird die universelle Energie konzentriert und weitergeleitet ...
Stelle dir die Person, für die du arbeiten möchtest, möglichst genau vor ... Wenn du sie deutlich vor deinem inneren Auge hast, frage sie, ob du ihr einen besonderen Wunsch erfüllen kannst ... Sollte sie einen Wunsch äußern, dann erfülle ihn, so gut du kannst – aber nur, wenn du ein gutes Gefühl dabei hast ... Wenn du selbst den Impuls verspürst, einen bestimmten Körperbereich zu heilen oder an einem besonderen Problem zu arbeiten, gib ihm nach ...

Anschließend visualisiere, daß alle Probleme gelöst und geheilt sind ... Gib der kranken Energie keinen Raum mehr. (Es ist wichtig, den Patienten nach jeder Behandlung, für diesen Moment als vollständig und absolut geheilt zu sehen!!!) Hülle nun die Person in wunderbares goldenes, heilendes Licht, und visualisiere, wie sie heil und glücklich ist ... Sprich sie in deinen Gedanken an, und sage ihr, daß sie ein vollkommenes Wesen ist und keine Krankheit oder ein anderes Elend Macht über sie haben kann ... Sage ihr, daß du ihr hilfst, ganz gesund und glücklich zu sein, und daß du ihr auch in Zukunft mit liebevoller Unterstützung zur Seite stehst ...

Trenne dich jetzt sauber von der Person ab, und komme langsam wieder in dein Wachbewußtsein. Atme noch mal tief ein und aus, strecke dich ein wenig, und erst dann öffne die Augen – erfrischt, neu belebt, gesund und gestärkt.

HEILUNGSVISUALISIERUNG FÜR GRUPPEN

Wunderbar ist, wenn sich eine Heilgruppe zusammenfindet. Die Wirkung für die zu heilende Person ist meist unglaublich stark! Sie sollte sich in die Mitte legen oder setzen, und die Gruppe setzt sich im Kreis um sie herum.

(An die Gruppe):

Schließt die Augen, werdet still, und entspannt euch in Ruhe ... Ihr könnt euren Atem ein wenig anschauen, solltet ihn aber nicht beeinflussen ...

Visualisiert, daß die heilende Energie des Universums euch durchströmt ... Diese Energie gebt ihr nun an die Person in eurer Mitte weiter ... Seht die Person in goldenes Licht gehüllt ... Sie fühlt sich wohl und ist völlig gesund ...

Hebt die Arme etwas hoch, und richtet die Handflächen auf die Person in der Mitte ... Spürt, wie die Energie aus euren Händen zu ihr hinfließt ...

Um noch mehr Energie freizusetzen, beginnt nun, einige Minuten in einer euch bequemen Lage »OM« zu singen ... Bleibt noch ein wenig in der Stille ... Trennt euch dann sauber ab, indem ihr visualisiert, wie ihr die Person in der Mitte in einen Mantel aus blauem Licht hüllt ... Nun richtet eure Handflächen wieder auf euch selbst, oder legt sie in eurem Schoß ab. Hüllt euch selbst in einen Mantel aus blauem Licht ... Nun kommt langsam wieder ins Wachbewußtsein zurück. Bevor ihr die Augen öffnet, atmet noch einmal tief ein und aus, und streckt euch ein wenig.

Kann die Person, die ihr heilen wollt, nicht anwesend sein, so sollte jemand sagen, wie sie heißt und wo sie lebt. Visualisiert dann, daß die Person in eurer Mitte ist. Wir wissen ja bereits, daß bei dieser Art von Energieheilung Zeit und Raum aufgehoben sind und es keine Rolle spielt, ob die Person vor Ort ist oder nicht.

VISUALISIERUNG VON HEILUNG GEGEN SCHMERZEN

Diese Übung kannst du mit einer Person machen, die gerade unter Schmerzen leidet. Sage zu ihr:

Schließe deine Augen, und entspanne dich tief ... Beobachte eine Weile deinen Atem ... Atme nun tief und langsam, aber gleichmäßig ... Zähle nun langsam von 10 bis 1, und fühle dich mit jeder Zahl entspannter ... Tauche ein in die tiefen Schichten deines Seins ... Du bist jetzt tief entspannt ... Sieh vor deinem geistigen Auge eine helle Farbe, egal welche dir gerade in den Sinn kommt ...
Stelle dir einen hellen Lichtschein in dieser Farbe mit einem Durchmesser von ungefähr 15 cm vor ... Der Lichtschein wird allmählich immer größer, bis du nur noch dieses farbige Licht vor dir siehst ... Nun laß ihn allmählich wieder zusammenschrumpfen ... Er wird kleiner und kleiner ... immer kleiner, bis er nur noch 1 cm mißt ... Nun schrumpft er noch mehr, bis er am Ende nicht mehr da ist ...

Wiederhole diese Übung, wobei aber die Person, die du behandelst, sich vorstellen soll, daß die Farbe ihren Schmerz darstellt.

VISUALISIERUNGEN ZUR ERLÖSUNG

GEBUNDENER ENERGIE

SCHULD UND SCHULDZUWEISUNG AUFHEBEN

Visualisiere nach und nach alle Personen, mit denen du jemals bedeutende Auseinandersetzungen gehabt hast: Eltern, Partner, Vorgesetzte, Vermieter usw. Wenn du sie intensiv visualisierst, stehst du im Kontakt mit ihrem Höheren Selbst. Sage ihnen in Gedanken, daß du ihnen vergibst, was sie dir angetan haben. Es spielt keine Rolle, ob die Person selbst glaubt, daß sie dich verletzt hat. Wichtig ist nur, was du fühlst, denn dies ist die Energie, die in deiner Aura und in deinen Chakren gespeichert ist. Sage ihnen, daß du verstehst, daß sie in der Situation, die dich verletzt hat, gehandelt haben, wie es in dem Moment für sie möglich war. Sage ihnen, daß du sie liebst. Dieser Prozeß kann manchmal mehrere Stunden dauern.

SELBSTVERGEBUNG ERLANGEN

Visualisiere dich vor einem großen Spiegel. Stelle dir Situationen in deinem Leben vor, in denen du, deiner Meinung nach, versagt hast. Sprich nun im Geiste mit deinem Spiegelbild:

»Ich vergebe mir jedes Versagen. Ich erkenne an, daß es sich nach den vorhandenen Umständen nur so abspielen konnte. Ich erkenne an, daß nichts zufällig geschieht und ich eine Lernerfahrung machen durfte. Somit habe ich niemals versagt, sondern immer durfte ich lernen. Das einzige, was ich als Meister meines Selbst zu tun habe, ist, dem Licht zu dienen.
Ich vergebe jedem, auf jeder Ebene, von dem ich denke, daß er mich in diesem oder einem anderen Leben verletzt hat. Ich vergebe allen und löse alles Karma auf. Ich entscheide mich für das Licht.«

BLOCKADEN UND GELÜBDE AUFLÖSEN

In deinen verschiedenen Inkarnationen hast du immer wieder neue Blockaden und Gelübde in deine Persönlichkeit und deine Energiekörper eingebaut. Sie sollten dich davon abhalten, zu erkennen, wer du wirklich bist. Wenn du dich bereit fühlst, könnte es jetzt an der Zeit sein, diese Blockaden und Gelübde loszulassen. Wenn du dich bereit fühlst, tust du es nicht nur für dich selbst, sondern auch für deine ganze Abstammungslinie bis zurück zum Anfang unserer Entwicklung. Dazu sprich im Geiste:

»Ich hebe hiermit alle Gelübde auf, die ich abgelegt habe, um die Illusion der Unbewußtheit erfahren zu können. Als der Lichtträger in meiner genetischen Ahnenreihe breche ich diese Gelübde für mich selbst und für alle meine Vorfahren. Ich erkläre diese Gelübde für nichtig in dieser Inkarnation, in allen anderen Inkarnationen über Zeit und Raum hinweg, in Parallelwelten und -universen, Alternativrealitäten und -universen, allen Planetensystemen, allen Dimensionen und allen Systemen der Urquelle.

Ich bitte darum, alle Kristalle und sonstigen Gegenstände, Gedankenformen, Emotionen, Matrizen, Schleier, Zellgedächtnisse, Bilder der Realitäten, genetische Beschränkungen und Tod jetzt loslassen zu können. Im Namen des Gesetzes der Gnade, im Namen des Dekrets des Sieges! Im Namen des Dekrets des Sieges! Im Namen des Dekrets des Sieges! Ich bitte darum, erwachen zu können – wenn der Geist es will. Wenn der Geist es will, bin ich erwacht!«

ÜBUNGEN & MEDITATIONEN

MEDITATION FÜR MEHR WOHLSTAND

Nimm eine bequeme Haltung ein, und entspanne deinen Körper, deinen Geist und deine Seele.

Stelle dir vor, du bist draußen in der Natur in einer wunderschönen Gegend. Du kommst an einen weißen Sandstrand am Meer. Laß dir etwas Zeit, und stell dir genau vor, wie es hier aussieht. Sieh dich selbst, wie du es genießt und dich wohl fühlst. Beginne jetzt mit einem Spaziergang, und finde dich bald in einer ganz anderen, aber sehr angenehmen Gegend wieder. Du siehst ein wogendes, goldfarbenes Kornfeld, oder du schwimmst grade in einem schönen, warmen See. Geh auf deine eigene Forschungsreise, und entdecke immer mehr schöne Landschaften in großer Vielfalt: Berge, Wälder, Wüsten – laß deiner Phantasie ganz freien Lauf, und nimm dir etwas Zeit, um alles genau aufzunehmen ...

Stelle dir nun vor, du fährst in einem Boot durch ein tropisches Paradies mit üppiger Vegetation und herrlichen Früchten an den Bäumen ... Stelle dir nun vor, wie du zu einem riesigen Schloß kommst, wo man dich mit einem prachtvollen Fest, Musik und Tanz empfängt. Du wirst in eine große Schatzkammer geführt, wo man dir die schönsten und wertvollsten Juwelen, wertvolle Metalle und prunkvolle Gewänder überreicht – mehr, als du jemals brauchen kannst.

Überlaß dich deiner Phantasie, und sieh dir zu, wie du

durch die Welt wanderst und alles bekommst, was du dir je gewünscht hast – und noch viel mehr. Deine kühnsten Träume werden übertroffen! Schau dir alles wirklich ganz genau an, und merke dir, was du bekommen hast, damit du alles zu Hause erzählen kannst. Stelle dir die Welt als ein einziges Paradies vor, wo jeder in der gleichen Fülle und in dem gleichen Überfluß lebt wie du. Genieße es so intensiv wie möglich. Deine Möglichkeiten sind unbegrenzt.

Dieses Universum ist reich, und es ist genug für uns alle da ... Überfluß gehört zu deiner innersten Natur, nimm ihn voller Freude und Dankbarkeit an ... Das Universum ist eine unerschöpfliche, unversiegbare Quelle, die dich mit allem versorgt, was du brauchst ... Du verdienst es, erfolgreich und glücklich zu sein. Du bist jetzt erfolgreich und glücklich ... Je erfolgreicher du bist, desto mehr hast du und desto mehr kannst du andere daran teilhaben lassen ... Das Universum ist voller Überfluß ... Du bist nun bereit, Freude und Glück in deinem Leben anzunehmen ... Du hast leicht und mühelos finanziellen Erfolg ... Genieße jetzt deinen großen finanziellen Wohlstand ... Das Leben macht dir Spaß, und du genießt es jetzt in vollen Zügen ... Ungeheure Reichtümer fallen dir jetzt wie von selbst in den Schoß ... Du bist im Inneren und im Äußeren reich ... Du hast jetzt mehr als genug Geld für deinen persönlichen Bedarf ... ein üppiges Monatseinkommen ... Du wirst jeden Tag wohlhabender ... Du bist reich, glücklich und fühlst dich wohl.

Kehre jetzt langsam wieder an deinen Platz zurück, glücklich und zufrieden, und denke darüber nach, daß das Universum tatsächlich ein Ort der unglaublichen Wunder und des Überflusses ist. Dann strecke dich ein wenig, atme noch einmal tief ein und aus, und erst dann öffne die Augen.

Viele werden Schwierigkeiten mit dieser Visualisierung haben, weil sie davon ausgehen, unsozial zu sein oder ihnen nicht zustehendes zu visualisieren, wenn es um materiellen Reichtum geht. Denkt bitte daran: Nur der innere Reichtum schafft die Voraussetzung für äußeren, legitimen Reichtum. Ich muß aber erst mal bereit sein, die Türen so weit zu öffnen, daß alles, was das Universum für mich vorgesehen hat, überhaupt in mein Haus eintreten kann. Was vom Universum vorgesehen ist, das ist möglicherweise manchmal viel größer, als ich es mir je ausdenken könnte! Viele von uns haben wirklich große Schwierigkeiten, es für möglich zu halten, im Leben zu erreichen, was sie möchten. Meist haben sie das Gefühl, einer Sache nicht würdig zu sein.

ACHTET AUF EUER SELBSTBILD!!!

Wenn das bei dir der Fall ist, helfen dir Affirmationen wie:

> *»Ich bin schön und liebenswert« oder*
> *»Ich bin freundlich und liebevoll und habe mir und anderen sehr viel zu geben« oder*
> *»Ich bin begabt, intelligent und schöpferisch« oder*
> *»Ich werde jeden Tag attraktiver« oder*
> *»Ich verdiene das Allerbeste im Leben« oder*
> *»Ich liebe die Welt, und die Welt liebt mich« oder*
> *»Ich bin bereit, glücklich und erfolgreich zu sein« etc.*

Du kannst auch visualisieren, daß du schlank, gesund etc. bist. Probiere es aus, und die Pfunde purzeln! Du erschaffst dich jeden Tag neu, also nutze die Gelegenheit, dich so zu erschaffen, wie du sein willst! Je leichter wir die Wohltaten des Universums annehmen können, desto besser sind wir in der Lage, auch andere daran teilhaben zu lassen. Der Wunsch, anderen zu geben, wird genährt durch die Tatsache, daß wir erkennen: Je mehr Platz wir in uns schaffen durch das Geben, desto mehr an Geschenken fließt in uns hinein.

Ein Gesetz des Universums lautet PANTA RHEI = alles fließt. Heilung ist immer ein innerer Prozeß. Pflegen wir also den guten Kontakt zu uns selbst, gibt es keinen Grund mehr, daß wir eine Krankheit brauchen, um zu uns selbst zu finden. Krankheit oder besser gesagt, Disharmonie will uns immer etwas sagen, uns auf etwas hinweisen, uns wachrütteln.

ÜBUNG FÜR EINE GUTE ERDANBINDUNG*

Schließe deine Augen, laß innerlich los, und erlaube dir, dich zu entspannen. Wenn es dir hilft, dann zähle rückwärts von 10 bis 1 – bei jeder Zahl sinkst du tiefer und tiefer in dich hinein. Wenn du bei 1 angekommen bist, siehst du dich sanft und ruhig auf einem sehr weichen Teppich liegen.

Stelle dir nun einen Lichtstrahl vor, der aus dem unteren Teil deines Rückens heraus und bis tief in die Erde hineinströmt. Das ist dein Erdungsstrahl, deine ganz eigene Anbindung an Mutter Erde. Nun laß zu, daß die warme und weiche Kraft der Erde durch diesen Lichtstrahl zu dir fließt, in deinen Körper hinein. Die Kraft durchströmt ihn nun ganz, sie fließt immer weiter, bis sie oben am Kopf, an deinem Kronen-Chakra, aus dir herausströmt und weiter nach oben bis in den Kosmos strahlt. Halte dieses innere Bild so lange, bis du wirklich spüren kannst, daß die Energie durch dich fließt.

*angelehnt an: Shakti Gawain, »Stell dir vor«

Wenn du dieses Fließen wahrnimmst, dann bitte die Energie des Kosmos, durch das Lichtband hindurch in deinen Körper zu strahlen, ihn ganz mit kosmischer Energie zu füllen. Die Kraft fließt durch dich und weiter in die Erde hinein, so daß du nun gleichzeitig an Himmel und Erde angeschlossen bist. In dir bildet sich nach und nach ein Gleichgewicht zwischen der klaren, liebevollen kosmischen Energie und der starken, kraftvollen und warmen Erdenergie von Mutter Erde. Dieses Gleichgewicht ist der Schlüssel zur Heilung.

Zähle nun langsam von eins bis zehn. Wenn du bei zehn angekommen bist, strecke dich ein bißchen, atme noch einmal tief durch, und öffne nun die Augen.

ÜBUNG ZUM BELEBEN DER CHAKREN *

Lege dich entspannt und bequem auf den Rücken. Erlaube dir, deine Augen zu schließen, im Augenblick gibt es nichts mehr zu tun. Atme ruhig und langsam
…
Stelle dir nun einen strahlenden goldenen Lichtstern vor, der sich genau am Kronen-Chakra befindet. Atme diese goldene Energie 7mal tief und langsam ein und aus. Bleibe dabei auf den Stern konzentriert, halte das innere Bild. Nimm wahr, wie seine leuchtendgoldenen Strahlen vom Kronen-Chakra aus in den Kosmos sprühen. Kannst du spüren, wie sich das anfühlt? Was geschieht mit deinem Kopf? Wird er leichter, freier? Richte nun deine Aufmerksamkeit auf dein Drittes Auge, den Bereich zwischen deinen Augenbrauen.

*angelehnt an: Shakti Gawain, »Stell dir vor«

Auch hier stellst du dir einen goldenen Lichtstern vor. Atme das kraftvolle Gold 7mal tief und langsam ein und aus. Nimm wieder genau wahr, wie sich das anfühlt, spüre die Kraft und das Leuchten des Goldes. Nun fühlst du dein Kehlkopf-Chakra. Auch hier entsteht ein wunderschöner Stern aus goldenem Licht. Hier darf der Lichtstern ganz besonders leuchtend sprühen, denn hier sitzt deine Kreativität. Du konzentrierst dich darauf, auch hier 7mal ein- und auszuatmen. Nimm das Gold tief in dich auf; es heilt dich und belebt deinen ganzen Körper.

Werde nun noch stiller, noch ruhiger, und konzentriere dich achtsam auf dein Herz. Hier sitzen vielleicht viele Verletzungen; gehe also sehr liebevoll mit dir um. Der Lichtstern strahlt hier sehr sanft und liebevoll, er strömt aus dem Herzen heraus. Du atmest diese besonders weiche Kraft 7mal ein und aus, läßt dich ganz und gar von ihr erfüllen und durchströmen. Du spürst, wie immer mehr von dieser Energie in dir frei wird, wie dein Körper immer erfüllter, immer lebendiger und kraftvoller wird.

Richte jetzt deine Aufmerksamkeit auf dein Sonnengeflecht, den Solarplexus. Hier sitzen besonders viele Nerven, so darf der Lichtstern hier auch besonders kraftvoll und leuchtend sein. Atme dieses strahlende Gold 7mal ein und aus. Spüre, wie dich seine Kraft reinigt und heilt, wacher und lebendiger sein läßt. Dein gesamter Bauchbereich wird nun von diesem Licht erfüllt, auch dein Becken und deine Wirbelsäule (Nabel-Chakra und Wurzel-Chakra) sind von strahlendem Gold durchströmt. Stelle dir vor, wie dein Becken in das wunderbare goldene Licht getaucht und ganz von Licht umhüllt ist. Auch hier atmest du das Licht wieder 7mal tief und langsam ein und aus. Spüre, wie sich die Energie des Lichtes weiter und weiter in deinem Körper ausdehnt, dich mehr und mehr erfüllt.

Nun richte deine Aufmerksamkeit auf deine Füße. Deine Füße sind nun von leuchtendem Gold umhüllt und durchströmt. Atme 7mal tief ein und aus, während du mit deiner Aufmerksamkeit bei deinen Füßen bleibst. Spüre, wie sie sich entspannen und öffnen, warm werden und von Licht erfüllt sind.

Nun nimm wahr, wie alle Chakren gemeinsam leuchtendes Gold versprühen. Dein Körper ist nun wie eine goldene Lichtkette, die in warmem, gütigem, kraftvollem Gold erstrahlt. Sieh nun vor deinem inneren Auge, wie bei jedem Ausatmen Lichtkraft vom Kronen-Chakra aus an deiner linken Körperseite nach unten strömt. Beim Einatmen fließt goldenes Licht aus deinen lichterfüllten Füßen an der rechten Seite entlang bis hoch zum Kronen-Chakra. Dreimal strömt die Lichtenergie auf diese Weise um deinen Körper. Nimm das kreisende Gefühl wahr, das Eingehülltsein in goldenes Licht.

Nun wiederhole das Bild, doch diesmal strömt die Kraft aus dem Kronen-Chakra an der Vorderseite deines Körpers bis hinunter zu den Füßen. Atme dabei langsam aus ... Beim Einatmen strömt die goldene Kraft aus den Füßen hinten entlang, sie belebt die Rückseite deiner Beine und besonders deinen Rücken und Nacken. Laß auch diesen Kreis dreimal um deinen Körper herumfließen. Nun konzentriert sich die gesamte Lichtenergie in deinen Füßen. Spüre, wie sie immer stärker von Energie erfüllt sind, wie sie immer kraftvoller und lebendiger werden. Nun erlaube dieser Energie, aus den Füßen heraus durch deinen ganzen Körper zu strömen. Wie eine Fontäne aus Licht sprüht sie durch dich hindurch, strömt aus dem Kronen-Chakra hinaus und fließt, gleich einem Wasserfall aus Licht, außen wieder zurück zu den Füßen.

Wiederhole diese Übung mit der Lichtfontäne, so oft du magst.

Nun ist es Zeit, wieder ins Wachbewußtsein zurückzukehren. Du fühlst dich kraftvoll, klar und voller leuchtender Energie. Wenn du wieder ganz hier bist, atme noch einmal tief ein und aus, strecke dich, und erst dann öffne die Augen.

DEIN INNERER ORT DER RUHE

In unserem meist hektischen Leben haben wir oft nicht die Möglichkeit, uns zurückzuziehen, um in uns zu gehen und Ruhe zu finden. Deshalb ist es sinnvoll, sich einen »inneren Ruheraum« zuzulegen. Du solltest ihn so gestalten, wie du ihn dir wünschst.

ÜBUNG*

Lege dich hin, und schließe deine Augen, um nach innen zu schauen. Du kannst, wenn du willst, deinen Atem beobachten, doch ohne ihn zu beeinflussen. Sei einfach nur Zuschauer, und sieh, wie er ein und aus geht.

Du findest dich nun in einer wunderschönen Naturlandschaft wieder … Laß deiner Phantasie freien Lauf, und erschaffe diese Landschaft nach deinen Träumen. Wo immer du dich am wohlsten fühlst, jetzt kannst du dich dorthin wünschen. So stell dir einen wundervollen Sandstrand vor, eine Blumenwiese, einen schroffen

*angelehnt an: Shakti Gawain, »Stell dir vor«

Berggipfel, vielleicht findest du dich auch unter Wasser wieder oder gar auf einem anderen Planeten. Deiner Phantasie sind keine Grenzen gesetzt, es sollte einfach nur angenehm, bequem und ruhig sein.

Sieh dich um, nimm all deine Gefühle wahr, die Geräusche, die Gerüche dieser Landschaft. Nun lasse diesen wunderschönen Ort noch friedlicher, noch schöner, gesünder oder anheimelnder werden. Wenn du willst, dann errichte dir ein Haus, eine Hütte, vielleicht willst du auch Unterschlupf in einer Höhle finden. Wenn du dich lieber in der freien Natur aufhältst, dann bitte darum, daß die ganze Gegend mit kraftvollem, heilendem Licht erfüllt wird, einem goldenen Licht, das dir Geborgenheit, Liebe und Frieden schenkt.

Von nun an ist dieser Platz dein ureigenster innerer Ort der Heilung, der Entspannung und der Regeneration, dein innerer Raum der Stille, der Harmonie, des Rückzugs. An diesen Ort kannst du dich jederzeit zurückziehen, wo auch immer du dich gerade aufhältst. Hier findest du immer wieder Ruhe und Frieden, fällst zurück in dein eigenes inneres Gleichgewicht. Möglicherweise ändert sich dieser Ort, je nachdem, was du gerade brauchst, aber du wirst immer Kraft, Ruhe und Frieden finden.

Kehre nun wieder hier an den Platz, auf dem du liegst, zurück, atme noch einmal tief ein und aus, strecke dich, und öffne dann deine Augen.

INNERE FÜHRUNG

Die Sehnsucht nach der Führung unseres Lebens durch die Geistige Welt ist sehr stark. Wir suchen nach der Verbindung zu unserem Schutzengel, unserem Höheren Selbst etc. Zunächst scheint es mir jedoch wichtiger zu sein, daß du den Kontakt zu deiner inneren Führung, deiner Intuition findest und stärkst. Dort findest du alle Antworten und alles Wissen der ganzen Schöpfung. Die nächste Übung soll deinen Zugang zu deiner Intuition, zu deinem inneren Führer schulen.

ÜBUNG 1*

Schließe die Augen, und nimm eine bequeme Haltung ein. Du kannst deinen Atem etwas beobachten, solltest ihn aber nicht beeinflussen ... Entspanne dich, indem du ruhig und tief atmest und dabei rückwärts von 10 zu 1 zählst.

Wenn du bei eins angekommen bist, landest du auf einem weichen, wunderschön gewebten Teppich. Verweile dort ein wenig, und fühl dich wohl ... Suche nun deinen persönlichen inneren Rückzugsraum auf, werde ruhig, und orientiere dich ... Stelle dir vor, daß sich von deinem Rückzugsort bis zum Horizont ein Weg erstreckt ... Du gehst diesen Weg entlang und siehst auf einmal, wie aus der Ferne eine angenehme Gestalt auf dich zukommt, die ganz klares und helles Licht ausstrahlt ...

Ihr kommt näher aufeinander zu, und du erkennst, ob dieses Wesen männlich oder weiblich ist, wie es aussieht, was es anhat und wie alt es etwa ist ... Je näher das Wesen kommt, um so mehr Einzelheiten kannst du in seinem Gesicht und seiner ganzen Gestalt erkennen ... Begrüße nun diese Wesenheit, und frage sie, ob sie dir ihren Namen verrät ... Bleibe bei dem Namen, der dir spontan und als erstes eingefallen ist ...

Gehe nun mit deinem inneren Führer in deinen eigenen inneren Rückzugsraum, und zeige ihn deiner in-

*angelehnt an: Shakti Gawain, »Stell dir vor«

neren Führung ... Vielleicht macht dich dein Besucher auf Dinge aufmerksam, die dir vorher nie aufgefallen sind ... Vielleicht genießt ihr es auch einfach nur, zusammenzusein ...

Frag deinen inneren Führer, ob er dir etwas sagen oder einen Rat geben möchte ... Du kannst ihn auch etwas ganz Spezielles fragen. Wenn deine innere Führung auf deine Frage antworten darf, wird sie es tun ... Vielleicht bekommst du die Antwort sofort, vielleicht auch erst zu einem späteren Zeitpunkt ...

Es ist nun wieder Zeit, sich für den Moment von deiner inneren Führung zu trennen. Sie ist aber immer bei dir und in dir, auch wenn du sie in deinem Wachbewußtsein nicht ständig wahrnimmst ... Danke deiner inneren Führung, und bringe deine Wertschätzung für sie zum Ausdruck ... Bitte sie, dich hier in deinem inneren Rückzugsraum wieder zu besuchen ...

Nun siehst du, wie deine innere Führung wieder den Weg zurückgeht, den sie gekommen ist ... Du bist wieder allein in deinem inneren Rückzugsraum und fängst an, von 1 bis 10 zu zählen. Bei 1 löst du dich langsam von dem weichen, schönen Teppich, auf dem du zu Anfang gelandet bist, und richtest dich immer weiter auf, bis du bei 10 wieder ganz hier, in deinem Wachbewußtsein, bist ... Atme noch mal tief ein und aus, streck dich ein wenig, und erst dann öffne die Augen.

Wenn du deinen inneren Führer in dieser Meditation noch nicht klar sehen und erkennen konntest, mach dir nichts daraus. Manchmal nehmen wir nur einen Lichtschein oder eine undefinierbare Gestalt wahr, manchmal erleben wir auch nur eine gewisse Präsenz, Anwesenheit oder einfach Liebe.

ÜBUNG 2*

Schließe die Augen, atme tief und langsam ... Dein Atem wird immer ruhiger und gleichmäßiger ... Entspanne dich tiefer und tiefer ...

Stelle dir nun ganz genau vor, was du gerne manifestieren möchtest, was du in deinem Leben haben willst ... Male es dir so genau wie möglich aus, stelle es dir ganz genau vor ...

Nun stelle dir vor, daß das innere Bild in ein wundervolles Licht getaucht ist, in genau die Farbe, die dir jetzt angenehm ist, Rosa zum Beispiel, Grün oder Gold ...

Rosarot, Grün und Gold sind die Farben deines Herzens, deines Herz-Chakras. Hier findest du die Kraft, mit der du deine tiefen Herzenswünsche auf der Erde verwirklichen kannst, von hier aus ziehst du sie auf die Erde, damit sie sich manifestieren.

Hülle deinen Wunsch noch einmal ganz konzentriert in das farbige Licht ein.

Nun erlaube der strahlenden Wolke aus Licht, nach oben zu schweben wie ein Luftballon. Sie steigt immer weiter auf, verläßt die Erdatmosphäre, treibt hinaus ins All und trägt deinen Herzenswunsch im Inneren. Durch dieses Loslassen schwebt dein Wunsch nun frei im Universum und sammelt Lichtkraft. Er öffnet Kanäle und schafft neue, dabei wird er immer kraftvoller und klarer, bis sich so viel Kraft angesammelt hat, daß er sich auf die für alle richtige Weise auf der Erde verwirklicht.

Das ist alles, mehr gibt es für dich nicht zu tun. Du darfst ihn nun vergessen, deinen Wunsch, das Univer-

*angelehnt an: Shakti Gawain, »Stell dir vor«

sum kümmert sich ab sofort darum. Wenn du willst, dann kannst du jetzt schon einmal beginnen, dankbar zu sein und dich zu freuen.

Komm nun wieder zurück an deinen Platz, atme noch einmal tief ein und aus, strecke dich und öffne dann in deiner Zeit die Augen. Nimm dir vor, die Erfüllung deines Wunsches tatsächlich in Dankbarkeit zu bemerken, wenn sie eintritt ...

MEDITATION ZUR SELBSTHEILUNG

Nimm eine bequeme Haltung ein, schließe die Augen, und entspanne dich, so gut du kannst ... Lenke nun deine Aufmerksamkeit nacheinander zu jedem Körperteil: erst zu den Zehen ... dann zu den Füßen ... den Beinen ... zum Becken ... zum Bauch ... zum Oberkörper ... zum Hals ... und noch zum Kopf ... Laß jeden Teil schwer werden und alle Anspannung verlieren ... Spüre, wie sich die ganze Spannung löst und aus deinem Körper weicht ...

Jetzt kann eine Chakrenöffnung folgen. Fange oben an, an deinem Kronen-Chakra, wo sich nun die weiße Blüte leicht öffnet ... Gehe zum Stirn-Chakra, wo sich nun die dunkelblaue oder violette Blüte leicht öffnet ... Gehe zum Kehlkopf-Chakra, wo sich nun die hellblaue Blüte leicht öffnet ... Gehe zum Herz-Chakra, wo sich nun die grün-rosa Blüte leicht öffnet ... Gehe zum Solarplexus-Chakra, wo sich nun die gelbe Blüte leicht öffnet ... Gehe zum Nabel-Chakra, wo sich nun die orange Blüte leicht öffnet ... und schließlich zum Wurzel-Chakra, wo sich nun die rote Blüte leicht öffnet ... Stelle dir nun bitte vor, daß dein ganzer Körper in goldenes Licht getaucht ist ... Es ist heilende Energie ... Fühle das Licht, genieße es ...

Wenn du in einem bestimmten Teil deines Körpers Schmerzen fühlst oder ein spezieller Teil deines Körpers erkrankt ist, frage diesen Teil, ob er eine Botschaft für dich hat, frage ihn, ob es etwas gibt, was du verstehen oder tun sollst, in diesem Augenblick oder allgemein in deinem Leben ... Höre ernsthaft auf die Stimme in dir, und versuche, sie zu verstehen ... Wenn du keine Antwort bekommst, mache einfach mit der Übung weiter ... Laß besonders liebende und heilende Energie in diesen Teil deines Körpers fließen ... Schau noch einmal, ob es andere Körperbereiche gibt, die liebende und heilende Energie brauchen, und laß sie dann dorthin fließen ... Visualisiere nun, daß dein Körper geheilt ist ... Stelle dir vor, wie sich das Problem auflöst und seine Energie von dir wegfließt ... Stelle dir nun vor, daß du vor Gesundheit nur so strotzt, daß du aktiv und gesund bist ... Sieh dich strahlend schön! ...

Sprich mir im Geiste nach: »*Ich kann ohne Krankheit leben. Ich bin frei und gesund ... Ich strotze vor Gesundheit und bin voller Energie ... Ich liebe meinen Körper und nehme ihn voll und ganz an ... Ich bin gut zu meinem Körper, und mein Körper ist gut zu mir ... Ich habe viel Energie und bin voller Lebenslust ... Mein Körper ist im Gleichgewicht und in vollkommener Harmonie mit dem Universum ... Ich werde immer gesünder, schöner und lebendiger. Danke!!! ... Mein Geist und mein Körper bringen göttliche Vollendung zum Ausdruck ...*«

Komm nun wieder langsam und in deinem Tempo ins Hier und Jetzt zurück. Atme noch einmal tief ein und aus, strecke dich ein wenig, und öffne erst dann deine Augen.

KAPITEL 8

TECHNIK DER ENERGIEARBEIT

Welche Voraussetzungen muß man mitbringen, um Energiearbeit zu lernen? Die Antwort ist: ein offenes Herz.

Das bewußte Umgehen mit feinstofflichen Energien ist für jeden möglich, unabhängig von Herkunft oder Schulbildung, Alter usw. Es ist etwa so wie mit dem Klavierspielen: Jeder kann es lernen; bei dem einen reicht es am Ende zum Hausgebrauch, und der andere wird Virtuose. Nicht jeder wird ein großer Heiler werden, denn das hängt von bestimmten Gaben und Anlagen ab, aber zum persönlichen besseren Umgang mit den eigenen Energien ist jeder befähigt. Nach ein wenig Übung gelingt es jedem, sein individuelles Wohlbefinden durch Energiearbeit zu verbessern.

Zum Einstieg in die Energiearbeit sollten wir uns klarmachen, daß wir mittels unserer Hände universelle Lebensenergie weiterleiten. Das kann an uns selbst oder an andere sein. Wichtig ist, daß wir lernen, nur wie ein »Durchlauferhitzer« zu sein – manche sagen dazu auch »Kanal«. Es geht darum, daß wir nicht unsere eigenen Energien verbrauchen, sondern göttliche Energie leiten und vermitteln. Dadurch werden die Selbstheilungskräfte angeregt, und der Organismus beginnt, sich zu regenerieren.

Vor jeder energetischen Arbeit öffnen wir also unser Kronen-Chakra und stellen uns vor, daß die kosmische Energie über das Kronen-Chakra in uns hineinfließt und unseren ganzen Körper durchdringt. Wenn wir dann so ausgerichtet die Energie an andere weitergeben, greifen wir nicht unser eigenes Reservoir an. Das wäre auch schon deshalb nicht sinnvoll, weil wir dann auch unter Umständen eigene negative Dinge übertragen könnten.

ÜBUNGEN ZUR EINSTIMMUNG

Bevor wir Energie übertragen, sollten wir erfahren, wie sie sich überhaupt anfühlt. Für manche stellt sich zunächst das Gefühl von Wärme ein, andere empfinden eher ein Kribbeln, für wieder andere ist es ein Strömen, etc. Die Empfindungen sind ganz unterschiedlich und dennoch alle richtig. Es hängt ein bißchen von der jeweiligen Persönlichkeit ab.

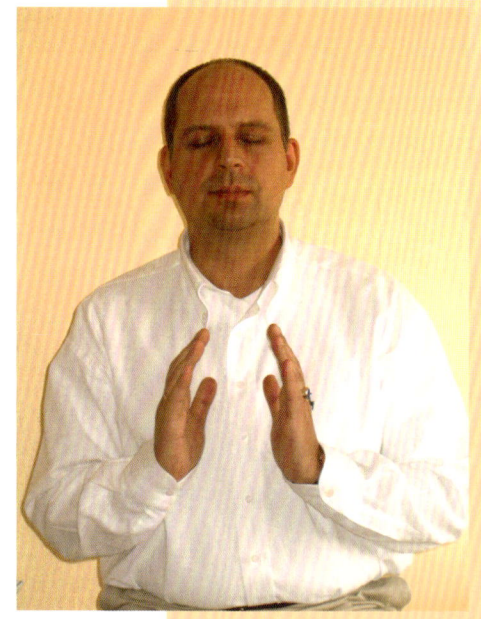

ENERGIE SPÜREN

Wir halten die Hände im Abstand von ca. 5 cm einander gegenüber. Nun lassen wir sie gegeneinander kreisen und konzentrieren uns dabei auf die Mitte der Handinnenflächen. Nach kurzer Zeit spüren wir Wärme, Kribbeln oder eine andere Empfindung zwischen den Händen. Wenn wir jetzt die Hände etwas weiter voneinander entfernen und wieder zusammenführen, gibt es ein Gefühl wie eine leichte »gallertartige Masse« zwischen den Handflächen. – Wenn es nicht sofort klappt: Nicht verzagen und weiter üben! Ich bin sicher, beim dritten oder vierten Mal spürt jeder etwas. Wenn wir in den Händen schon ein Gefühl entwickelt haben, können wir auf Erkundungsreise durch unseren Körper gehen. Wir führen die energetisierten Hände vor die Brust, den Bauch, die Oberschenkel, Waden, Fußrücken und wieder hoch vor den Hals, das Gesicht, auf Höhe der Ohren etc. Ich empfehle, immer in etwa 5 cm Abstand vom jeweiligen Körperteil zu beginnen und die Hände dann immer etwas weiter wegzunehmen – immer nur so weit, wie wir die Verbindung zum Körper noch fühlen.

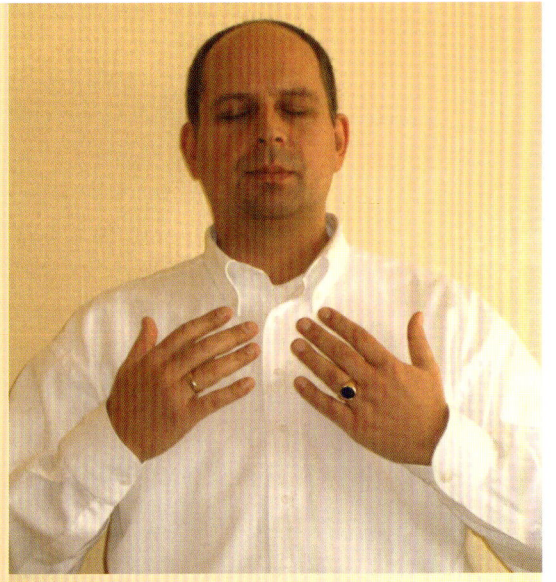

Nun erweitern wir die Übung und fühlen andere Personen, Pflanzen, Tiere, Mineralien ab. Denn alles hat eine Aura, und je mehr wir an den unterschiedlichsten Dingen üben, desto sensibler wird unsere energetische Wahrnehmung.

Wenn wir ein wenig geübt sind, werden wir feststellen, daß jeder Mensch ganz unterschiedlich »abstrahlt«. Wir müssen uns jetzt wieder das Bild der menschlichen Aura vor Augen halten. Wenn wir die Aura mit ihren unterschiedlichen Schichten gut verinnerlicht haben, können wir schon anfangen, zu diagnostizieren.

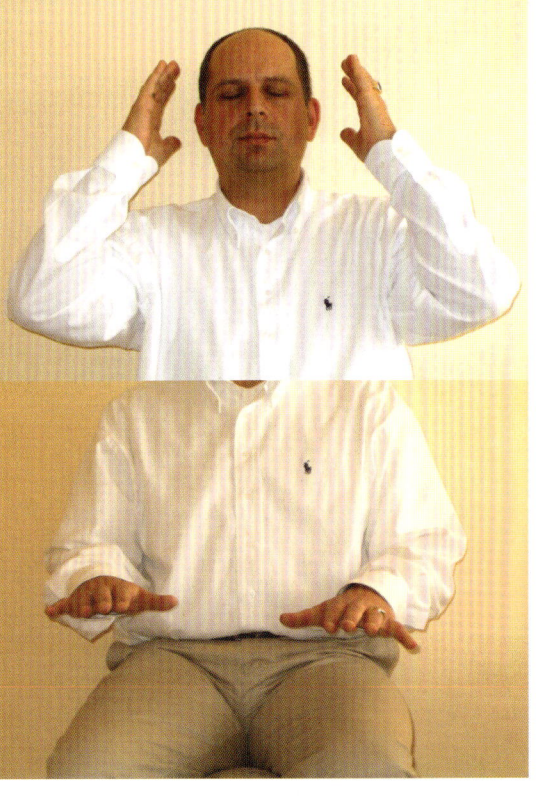

ÜBUNG ZUR RAUMREINIGUNG UND ENERGETISIERUNG

Stelle dich in jede Ecke eines Raumes, und visualisiere, wie du dort negative Energien auflöst und die Ecken mit goldenem Licht füllst.

Nun stelle dich in die Mitte des Raumes, und visualisiere, wie aus deinem Inneren goldenes Licht hinausfließt und den ganzen Raum erfüllt.

Du kannst nun den Raum entsprechend deinen Wünschen mit anderen Farben aufladen. Orientiere dich dabei an dem Kapitel: »Farben zum Zwecke der Heilung« (S. 89).

ABTASTEN DER AURA

TECHNIK

1. Das Kronen-Chakra öffnen
2. Hinter die Person stellen und die Hände auf die Schultern legen (das schafft Vertrauen und nimmt der behandelten Person die Nervosität).
3. Versuchen, mit der Person in einen gemeinsamen Atemrhythmus zu kommen
4. Hände langsam lösen und etwa 2cm vom Körper der Person abhalten
5. Beginnen, in dieser Entfernung den Körper von Kopf bis Fuß abzutasten
6. Das gleiche dann von vorn.

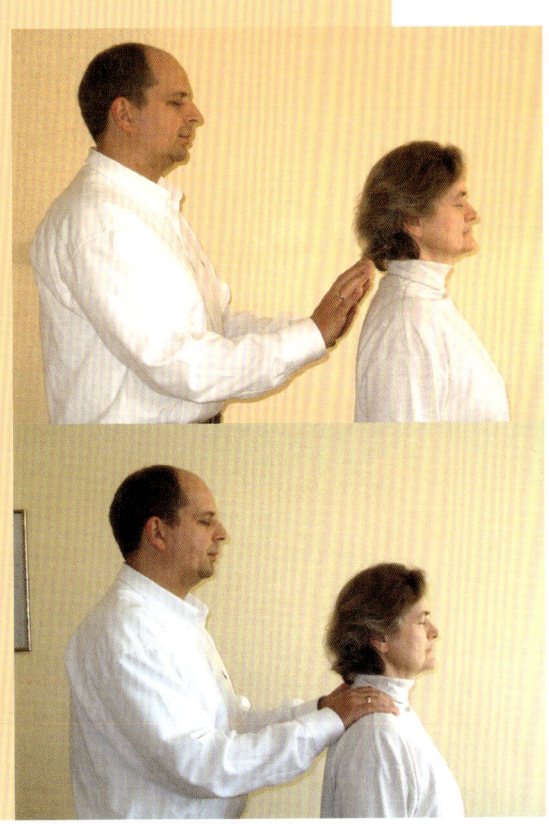

In der Entfernung von etwa 2 cm haben wir die erste Auraschicht abgetastet, den Ätherkörper. Wenn man sehr geübt ist, kann man ander Beschaffenheit der Auraschicht sehr viel erkennen. Zunächst sollten wir uns aber auf das Aufspüren von Energiestaus oder Energiedefiziten beschränken.

Ein Energiestau macht sich durch höhere Verdichtung in dem betroffenen Bereich bemerkbar, was uns wie eine »Beule« in der Aura vorkommt. Zudem ist der Bereich eher warm. Ein Energiedefizit erkennen wir durch ein »Loch« in der Aura. Dieser Bereich ist eher kalt.

Wir wiederholen dann Punkt 2 bis 6 auch in der zweiten Auraschicht, dem Emotionalkörper, und der dritten Schicht, dem Mentalkörper. Wir notieren oder merken uns, was uns dabei aufgefallen ist.

Um zu erkennen, welche »Staus« oder »Löcher« vielleicht nur tagesbedingt oder aber ernsterer Natur sind, ist es wichtig, daß wir zunächst einen Chakrenausgleich vornehmen.

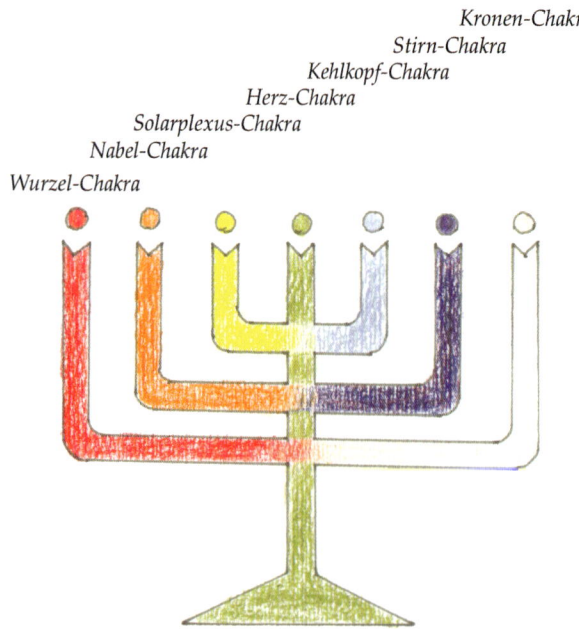

Kronen-Chakra
Stirn-Chakra
Kehlkopf-Chakra
Herz-Chakra
Solarplexus-Chakra
Nabel-Chakra
Wurzel-Chakra

Die Chakren sind über ihre Kanäle miteinander verbunden wie die Kerzen bei einem siebenarmigen Leuchter: Das Wurzel-Chakra hat eine direkte Verbindung zum Kronen-Chakra. Das Nabel-Chakra hat eine direkte Verbindung zum Stirn-Chakra. Das Solarplexus-Chakra hat eine direkte Verbindung zum Kehlkopf-Chakra, und das Herz-Chakra vereint alle miteinander. Deshalb ist es wichtig, den Chakrenausgleich wie folgt durchzuführen:

CHAKRENAUSGLEICH

1. Eine Hand auf das Wurzel-Chakra, die andere auf das Kronen-Chakra legen

2. Eine Hand auf das Nabel-Chakra, die andere auf das Stirn-Chakra legen

3. Eine Hand auf das Solarplexus-Chakra, die andere auf das Kehlkopf-Chakra legen

4. Alles am Herzen vereinen

5. Nun wieder die Aura abtasten wie zuvor

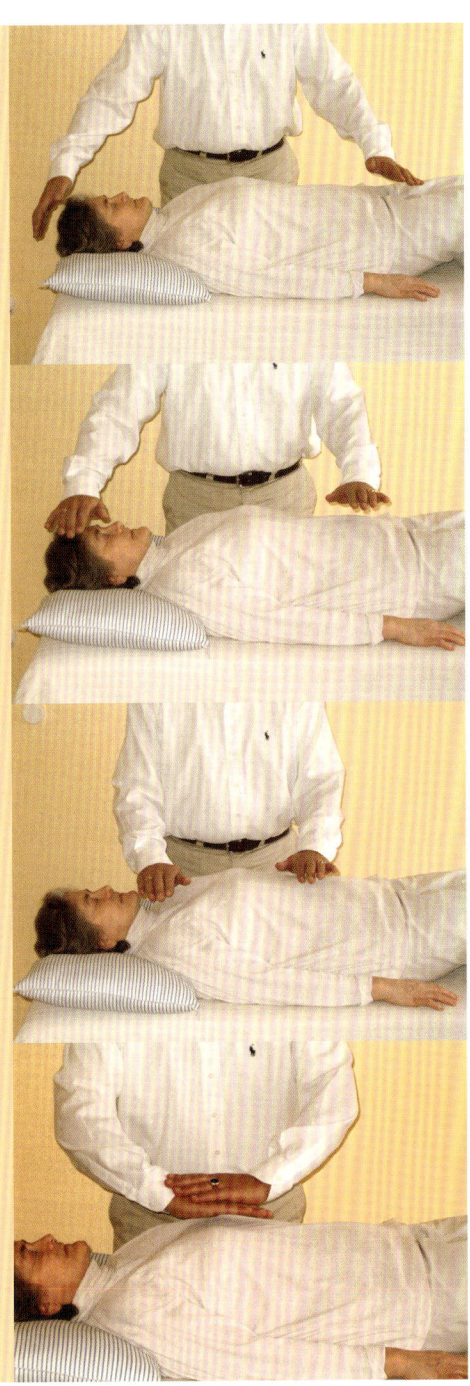

Wenn wir mit dem Chakrenausgleich geschafft haben, daß sich alle Chakren harmonisch und etwa gleich abstrahlend anfühlen, dann können wir davon ausgehen, daß es sich bei den vorangegangenen Stauungen oder Energielöchern um tagesbedingte Ungleichgewichte handelte. Bleiben die Ungleichgewichte dennoch, so können wir davon ausgehen, daß es sich hier um tieferliegende Probleme handelt.

Der Chakrenausgleich eignet sich also ausgesprochen gut dafür, jemanden schnell und effektiv wieder in sein harmonisches Gleichgewicht zu bringen und ihn in einer relativ kurzen Behandlungszeit mit guter Energie zu versorgen. Es hat hier, auch ohne daß wir bewußt daran gedacht hätten, schon ein enormer Energieaustausch zwischen uns und der anderen Person stattgefunden. Darum immer wieder der Hinweis:

»Kronen-Chakra öffnen!!!«

Damit erreichen wir, daß wir nicht unsere eigene Energie verlieren oder übertragen, sondern nur wie ein »Durchlauferhitzer«, ein Kanal, für die göttliche Energie wirken.

ÜBUNG ZUM AURASEHEN

Laß deinen Partner oder deine Partnerin sich vor eine einfarbige Wand setzen, du setzt dich in mindestens drei Meter Abstand vor ihn/sie hin.

Schließe die Augen, und atme über das linke Nasenloch langsam ein (halte das rechte zu). Halte die Luft an, und führe dabei in Gedanken den Atem über dein Drittes Auge (Stirn-Chakra) zum anderen Nasenloch. Atme nun über das rechte Nasenloch aus, etwa doppelt so lang, wie du eingeatmet hast.

Nun atme mit dem rechten Nasenloch ein (halte das linke zu). Halte die Luft an, und führe den Atem mit deinen Gedanken über dein Drittes Auge zurück zum linken Nasenloch. Atme nun wieder doppelt so lange aus, wie du eingeatmet hast. Usw.

Wiederhole das Atmen auf diese Weise zehnmal.

Nun öffne die Augen, und schaue bei deinem Partner oder deiner Partnerin in den Bereich zwischen Kopf und Schulter, also leicht an der Körpergrenze vorbei. Fokussiere nicht, sondern versuche einen ganz entspannten Blick, so als ob du auf das Meer hinausschautest, ohne etwas zu fixieren. Versuche auch, nicht oder nur wenig mit dem Lid zu zwinkern. Nun wirst du einen leichten Schatten um den Körper der Person, die du anschaust, herum sehen. Wenn du es jetzt schaffst, deinen Blick nicht zu fixieren, und weiter entspannt bleibst, wird sich die Aura deines Gegenübers vor deinen Augen vergrößern, und eventuell kommen auch schon Farben hinzu.

Du kannst diese Übung auch mit Tieren, Pflanzen oder Mineralien machen. Übe jeden Tag, wo immer du bist. Das Leben bietet uns täglich ein unerschöpfliches Trainingsfeld.

KURZBEHANDLUNG

Wenn wir nicht viel Zeit haben, jemand aber kurzfristig eine Behandlung nötig hat, so können wir sehr wirksam eine Kurzbehandlung machen:

Laß die Person sich auf einen Stuhl setzen, und stelle dich hinter sie.

1. Kronen-Chakra öffnen
2. Eine Hand auf jede Schulter legen und Energie fliessen lassen
3. Beide Hände auf den Kopf legen, die Energie fließen lassen
4. Eine Hand über die Stirn, die andere auf den Hinterkopf legen, die Energie fließen lassen
5. Eine Hand auf das Brustbein, die andere zwischen die Schulterblätter, die Energie fließen lassen.
6. Vorderes und hinteres Herz-Chakra öffnen
7. Vorderes und hinteres Solarplexus-Chakra öffnen
8. Vorderes und hinteres Nabel-Chakra öffnen
9. Setze dich vor oder hinter die Person, und lege die Hände auf beide Seiten des Beckens.
10. Visualisiere, wie du die Person in goldenes Licht hüllst.
11. Umhülle sie dann mit einem Mantel aus blauem Licht, und trenne dich sauber ab.

Arbeite ca. 1 Minute in jeder Position.

SCHUTZ

Die Person, die wir behandelt haben, hüllen wir anschließend in goldenes Licht. Gold hat die Eigenschaft, negative Energie in positive zu wandeln. Das Ganze wird noch mal umhüllt von einem Mantel aus blauem Licht. Blau hat die Eigenschaft, negative Energie gar nicht erst durchzulassen, sie wird sofort abgestoßen und zurück an den Absender gesandt.

Häufig wird die Frage gestellt: »Warum dann erst in Gold hüllen?« Die Antwort ist einfach: Wenn wir eine Person behandeln, so setzen wir viele Prozesse in Gang. So kommen auch nach einer Sitzung noch viele Dinge hoch. Damit diese, eventuell negativ gefärbten, Dinge sich wandeln können, hüllen wir die Person in Gold. Da sie in dieser Phase und nach einer Behandlung im besonderen, sehr offen von uns weggeht, hüllen wir sie noch mal in Blau, so daß in der nächsten Zeit nichts Negatives an sie herankommt.

Ich empfehle bei energetischem Arbeiten immer, sich in Gold einzuhüllen. Wenn wir aber auf die Straße gehen, oder immer wenn wir nicht sehr aufmerksam in Hinsicht auf uns selbst sein können, sollten wir uns mit einem blauen Mantel umhüllen. So sind wir gut geschützt vor äußeren Angriffen.

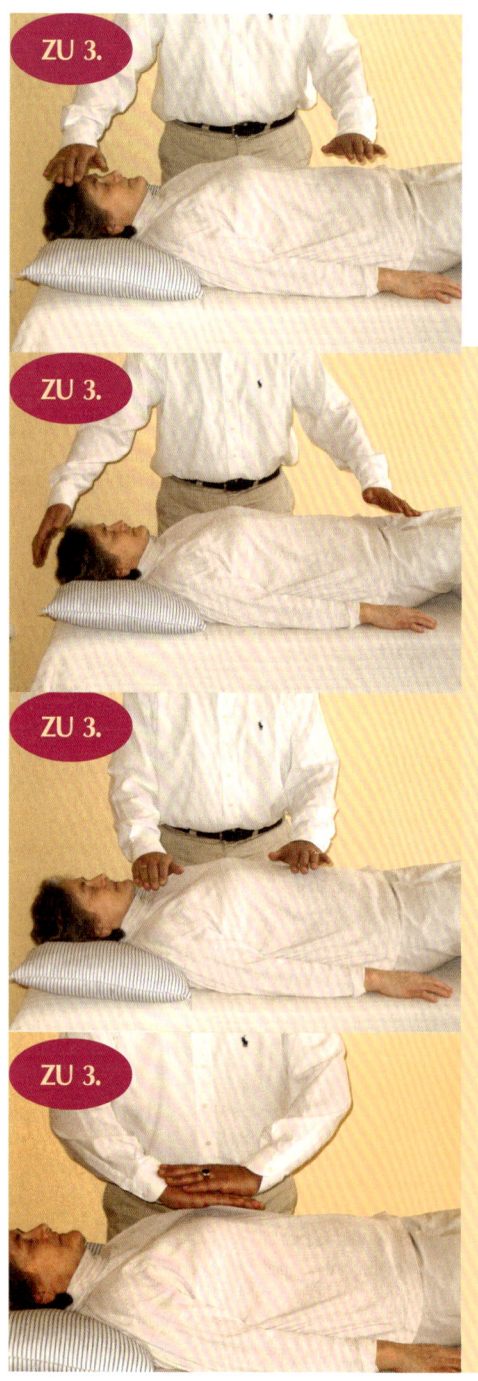

ZU 3.

ZU 3.

ZU 3.

ZU 3.

KOMPLETTBEHANDLUNG

Wenn wir genug Zeit haben, empfiehlt es sich, eine Komplettbehandlung durchzuführen:

1. Kronen-Chakra öffnen
2. Aura abtasten von vorn und hinten

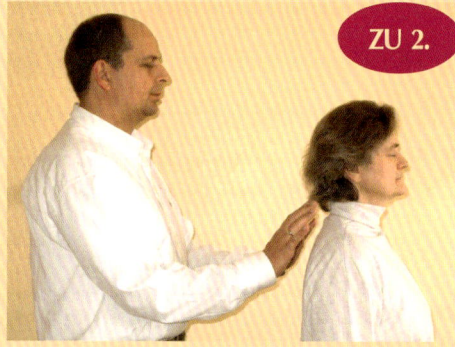

ZU 2.

3. Chakrenausgleich von vorn (Patient liegt auf dem Rükken)
4. Chakrenausgleich von hinten (Patient liegt auf dem Bauch)
5. Eine Hand in den Nacken, eine auf das Steißbein legen; dabei visualisieren, wie die Energie durch die Wirbelsäule strömt

6. Hand am Steißbein bleibt liegen, obere Hand zwischen die Schulterblätter[1]

7. Hand am Steißbein bleibt liegen, obere Hand auf hinteres Herz-Chakra plazieren

8. Hand am Steißbein bleibt liegen, obere Hand auf hinteres Solarplexus-Chakra plazieren

9. Hand am Steißbein bleibt liegen, obere Hand auf hinteres Nabel-Chakra plazieren

10. Beide Hände auf hinteren Bekkengürtel legen

11. Eine Hand auf den rechten Bekkenknochen legen, eine auf den linken plazieren[2]

12. Eine Hand auf das Steißbein legen, eine Hand auf beide Kniekehlen plazieren

13. Hand am Steißbein bleibt liegen, untere Hand auf die dir abgewandte Kniekehle plazieren

14. Hand am Steißbein bleibt liegen, untere Hand auf die dir zugewandte Kniekehle plazieren

15. Hand am Steißbein nun auf beide Kniekehlen legen, untere Hand auf beide Fußsohlen plazieren

1: Wichtig zur Stärkung des Immunsystems (Thymusdrüse).
2: Dabei vorstellen, wie die Energie zwischen den Händen hin- und herfließt; stärkt das Wurzel-Chakra.

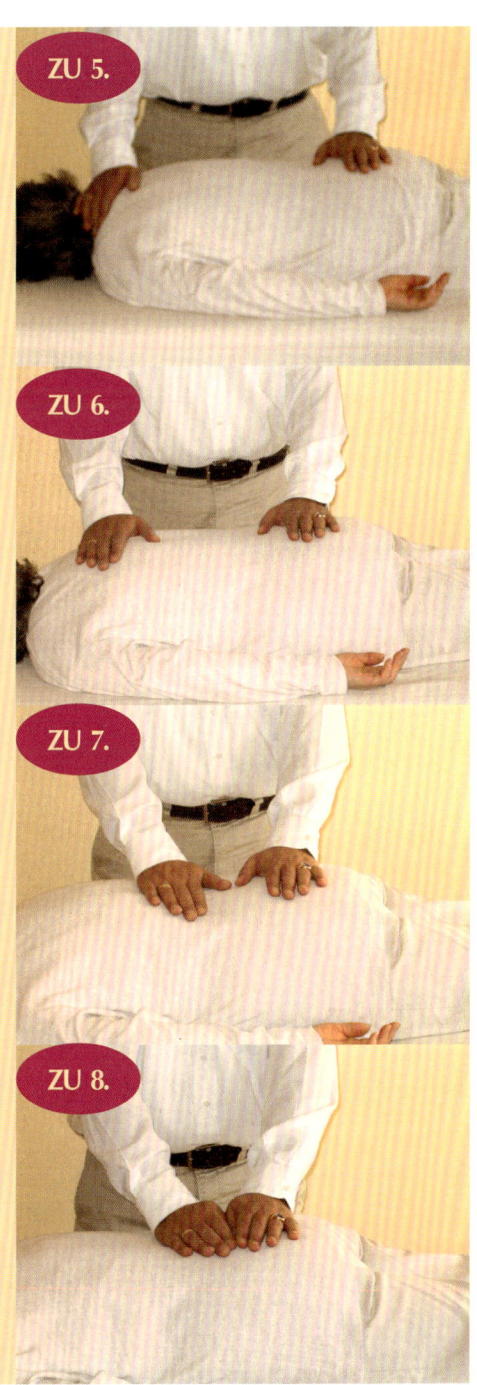

ZU 5.

ZU 6.

ZU 7.

ZU 8.

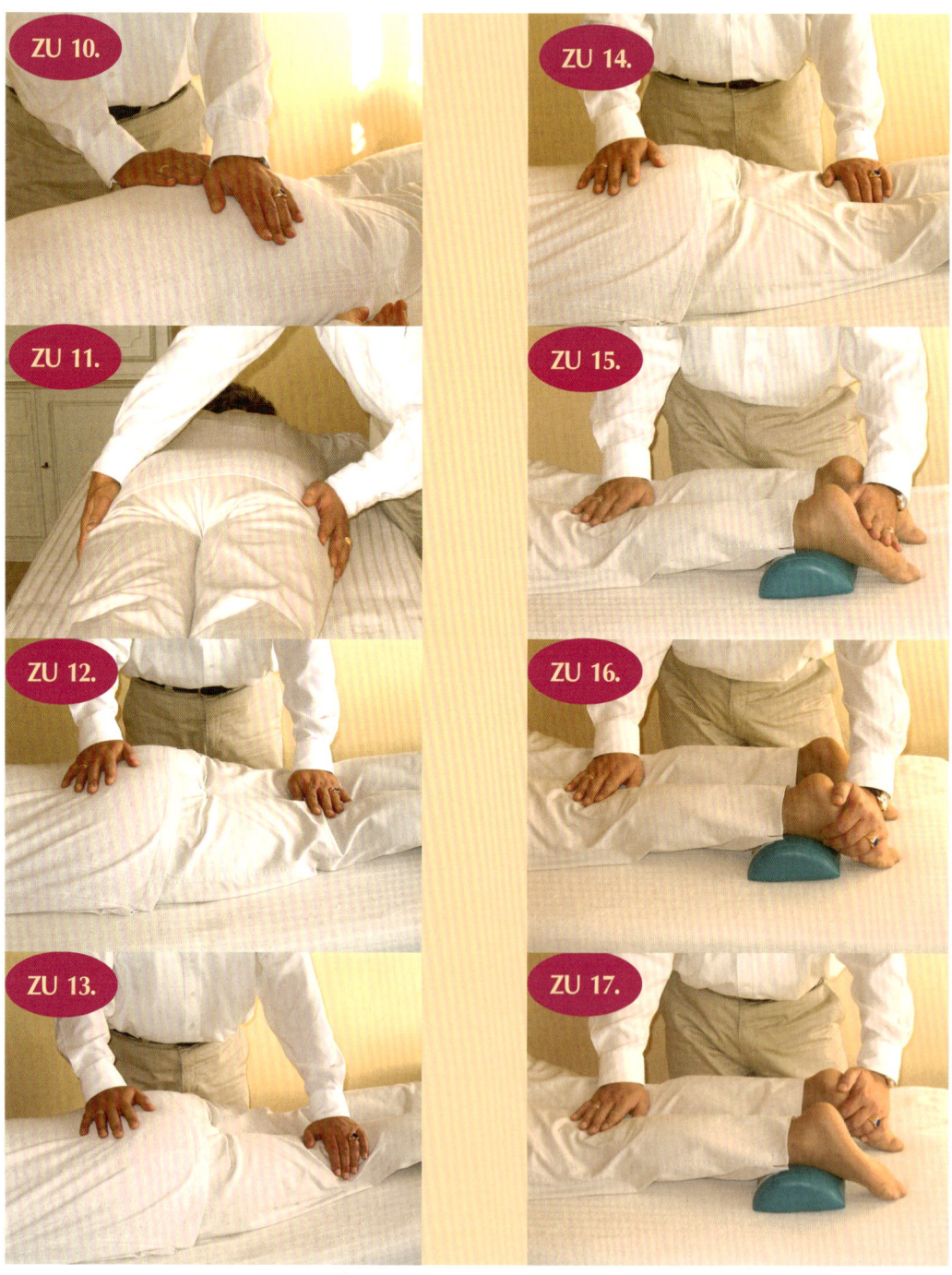

16. Hand in den Kniekehlen bleibt liegen, untere Hand auf die dir abgewandte Fußsohle plazieren

17. Hand in den Kniekehlen bleibt liegen, untere Hand auf die dir zugewandte Fußsohle plazieren

18. Hand von den Kniekehlen nun so weit wie möglich auf den Oberkörper legen, die untere Hand auf beide Fußsohlen plazieren, um den Oberkörper und den Unterkörper nochmal bewußt zu verbinden. Visualisiere dabei, wie die Energie durch den ganzen Körper strömt.

19. Patient sich nun umdrehen lassen

20. Setze dich an seinen Kopf, und nimm diesen in deine Hände.

21. Hände rechts und links neben den Kopf auf Höhe der Schläfen und Ohren halten

22. Aldo-Punkte[3]

23. Hände rechts und links auf die Schultern legen

24. Eine Hand über das Stirn-Chakra, eine auf das Brustbein legen[4]

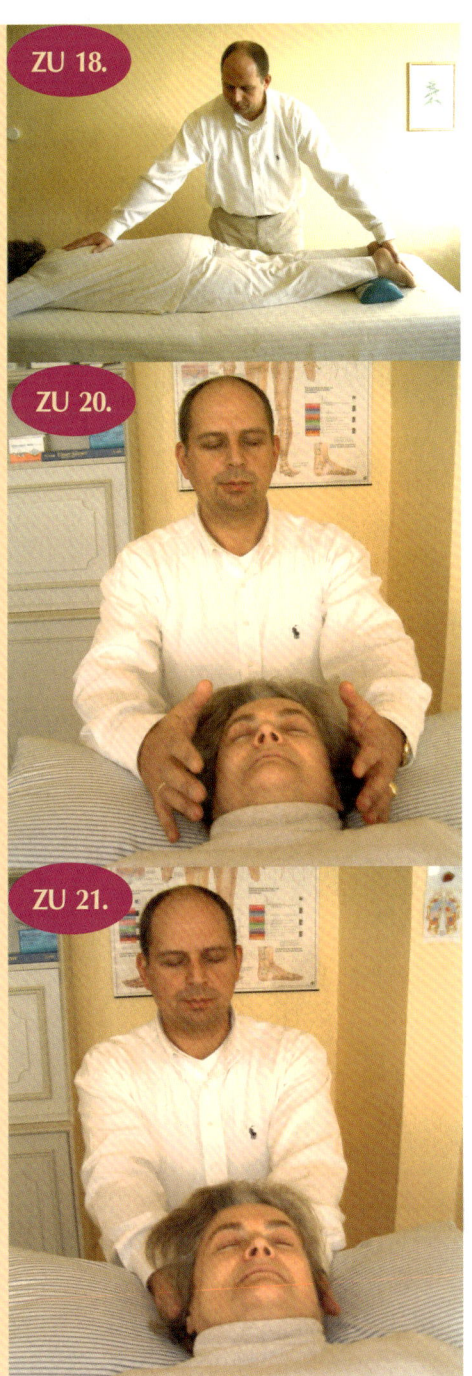

ZU 18.

ZU 20.

ZU 21.

3: Diese befinden sich in der Grube zwischen dem Trapezmuskel und dem Schlüsselbein und versorgen zwei Energiekanäle, die sich in gerader Linie bis zu den Füßen erstrecken; wenn diese Punkte stimuliert werden, berichten die Patienten oft, daß sie ein Strömen bis in die Fußspitzen verspüren.

4:Wichtig zur Stärkung des Immunsystems (Thymusdrüse).

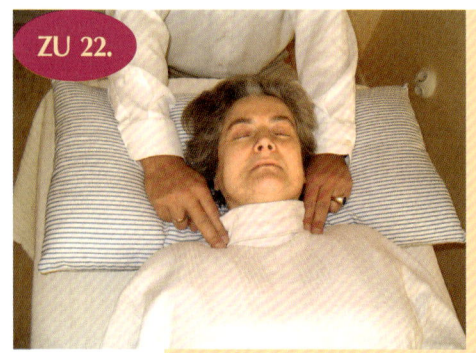

ZU 22.

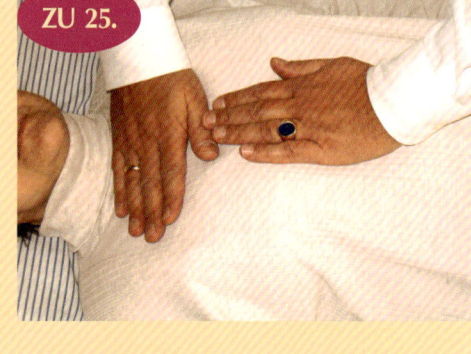

ZU 25.

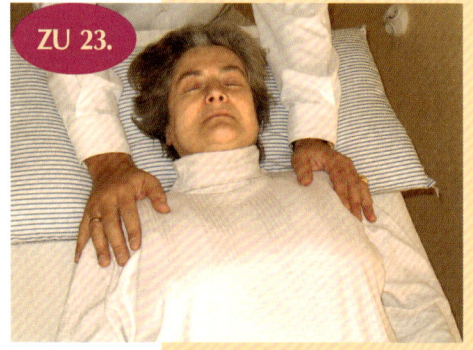

ZU 23.

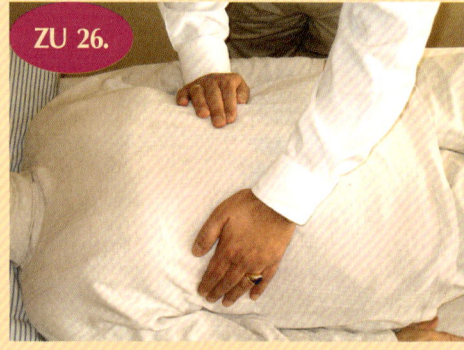

ZU 26.

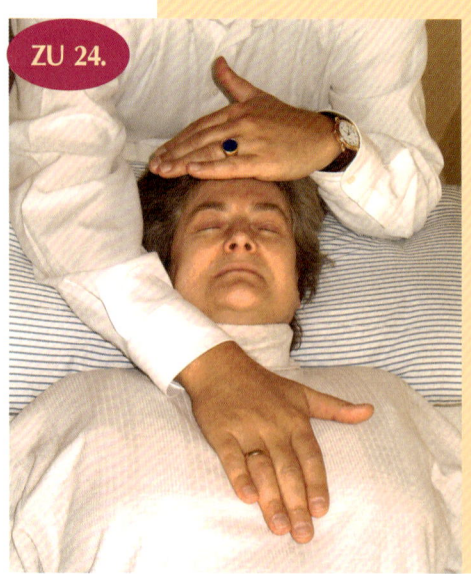

ZU 24.

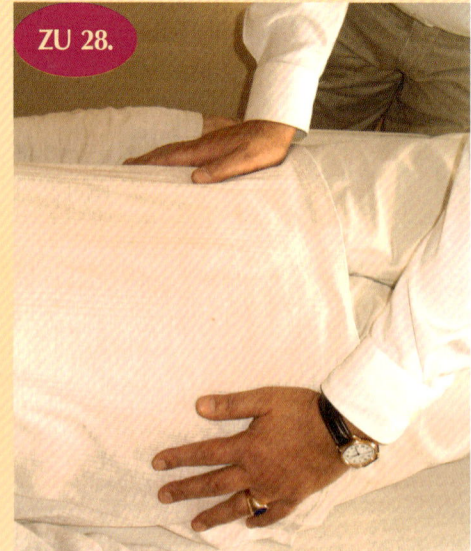

ZU 28.

25. Hand vom Stirn-Chakra auf das Brustbein legen, Hand vom Brustbein auf das Herz-Chakra plazieren

26. Rechte Hand auf Höhe der Leber positionieren, die linke auf Höhe der Milz

27. Rechte Hand auf das Solarple-xus-Chakra legen, linke Hand auf das Nabel-Chakra

28. Eine Hand auf den rechte n Beckenknochen plazieren, die andere auf den linken

29. Eine Hand auf das Hara-Zen-trum[5] positionieren, andere auf beide Knie

30. Hand am Hara-Zentrum bleibt liegen, die andere Hand auf das dir abgewandte Knie plazieren

31. Hand am Hara-Zentrum bleibt liegen, die andere auf das dir zugewandte Knie legen

32. Hand vom Hara-Zentrum auf beide Knie positionieren, an-dere auf beide Fußknöchel

33. Hand an den Knien bleibt lie-gen, untere Hand auf das dir abgewandte Fußgelenk pla-zieren

34. Hand an den Knien bleibt lie-gen, untere Hand auf das mir

---

5: Das Hara-Zentrum liegt im Bereich zwischen Wurzel- und Nabel-Chakra.

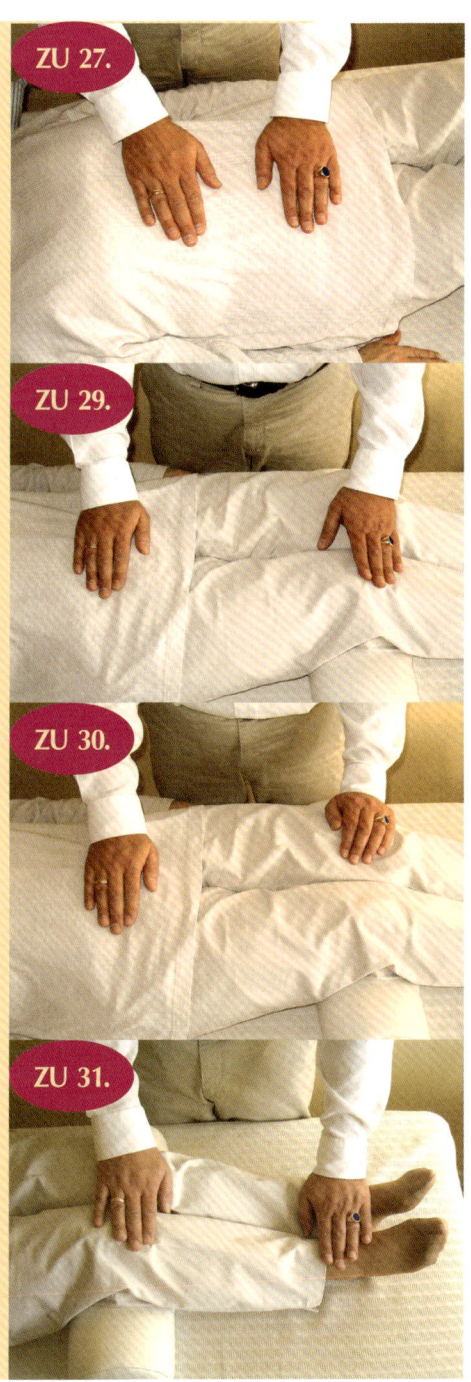

ZU 27.

ZU 29.

ZU 30.

ZU 31.

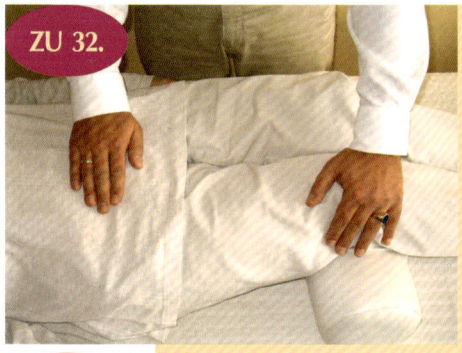

ZU 32.

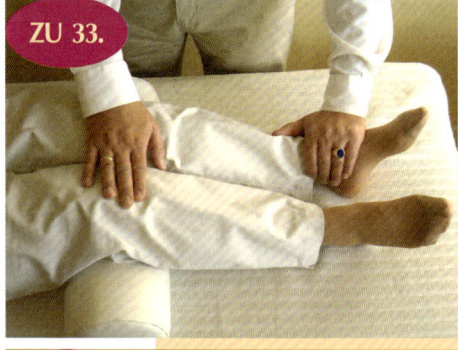

ZU 33.

zugewandte Fußgelenk plazieren

35. Obere Hand auf das Hara-Zentrum legen, untere Hand auf beide Fußknöchel plazieren.

36. Eine Hand auf das Herz-Chakra legen und visualisieren, wie der ganze Körper in goldenes Licht gehüllt wird. Abschließend die Person noch einmal in einen Mantel aus blauem Licht hüllen und sich sauber abtrennen.

37. Sich dafür bedanken, daß wir den Menschen behandeln durften.

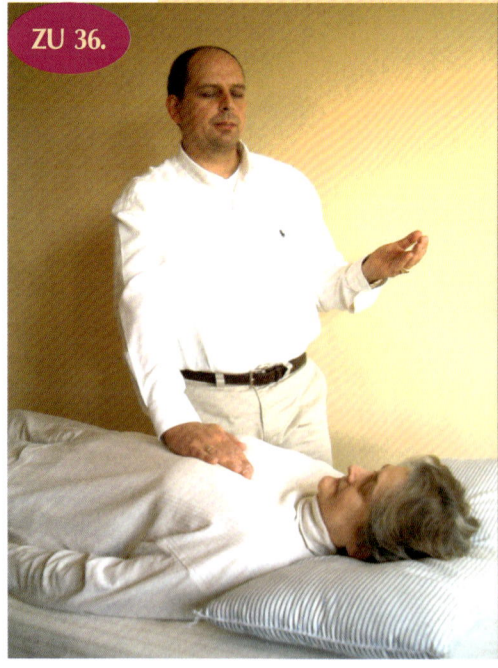

ZU 36.

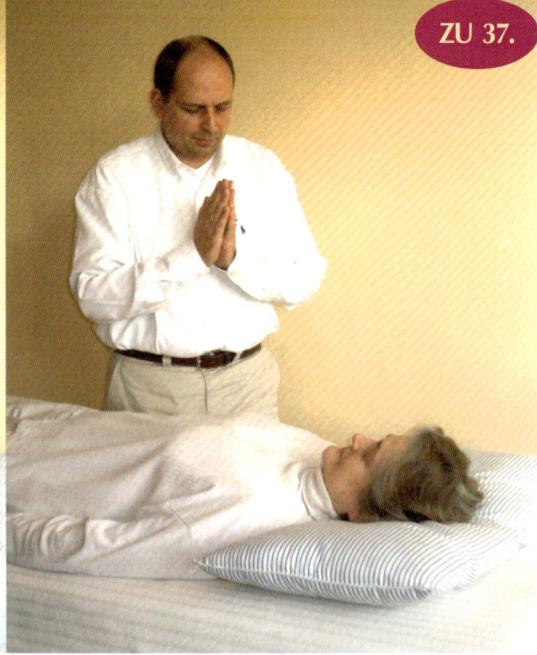

ZU 37.

FERNHEILUNG

Zu Beginn meiner Tätigkeit als Heiler stand ich der Fernheilung sehr skeptisch gegenüber. Ich konnte mir nicht vorstellen, wie das funktionieren sollte. Heute, nach vielen Jahren eigener Erfahrung, kann ich mit Sicherheit behaupten, daß die Fernheilung genauso wirksam ist, wie wenn die zu behandelnde Person bei mir auf der Liege platzgenommen hat. Tatsächlich ist sie manchmal sogar wirkungsvoller: Da sich der zu Behandelnde meist in seiner gewohnten Umgebung aufhält, wo er sich sicher fühlt, fällt der Aspekt der Nervosität oder Unsicherheit bei ihm weg, und er kann die Energie gut und ruhig empfangen.

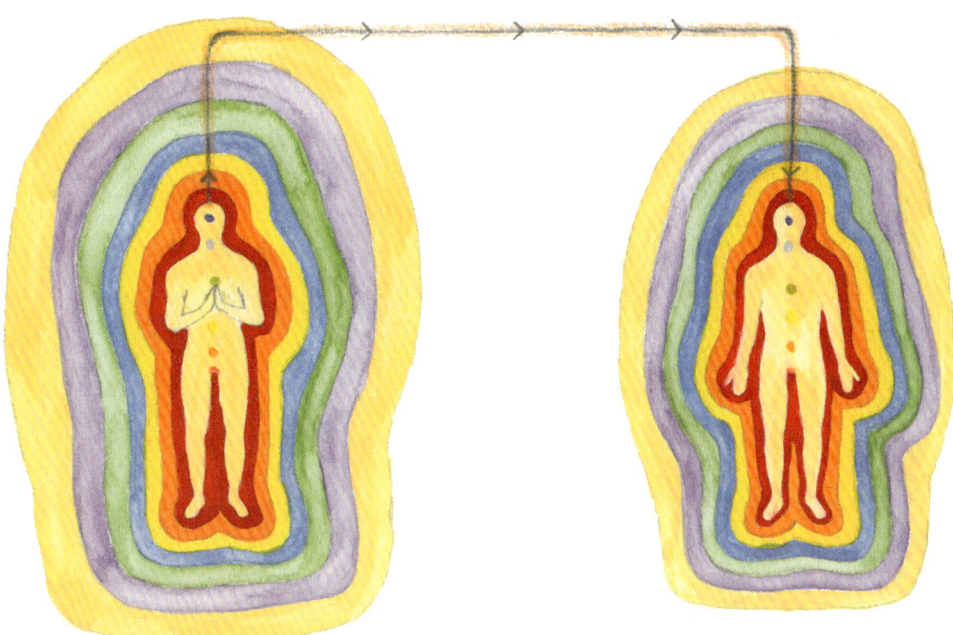

Zwei Menschen mit Aura, die über ihr Höheres Selbst in Verbindung stehen

Das Prinzip der Fernheilung ist sehr einfach:

1. Ich visualisiere eine Heilsitzung, die sich in diesem Falle in meinem Mentalleib, also der dritten Auraschicht, abspielt.
2. Mein Mentalleib gibt die Information in die vierte Auraschicht, wo Zeit und Raum aufgehoben sind.
3. Die Information geht durch die verschiedenen Schichten meiner immateriellen Aura über den höheren Mentalleib bis zu meinem Höheren Selbst.
4. Mein Höheres Selbst nimmt Kontakt auf mit dem Höheren Selbst der anderen Person. Dieses gibt die empfangene Energie durch die feinstofflichen Auraschichten bis an den physischen Körper durch. Der Empfänger spürt Wärme, ein Kribbeln, Strömen oder auch meine Präsenz.

Sollte der Empfänger die von mir gesandte Energie in der Form, in der ich sie ihm geschickt habe, zur Zeit nicht benötigen, so wird die Energie als positive Energie in seiner Aura gespeichert. Da Zeit und Raum jenseits der vierten Auraschicht aufgehoben sind, kann der Empfänger die gesandte Energie jederzeit abrufen, wenn er sie braucht.

Ich empfehle meinen Patienten, sich hinzulegen oder bequem hinzusetzen, ein wenig zur Ruhe zu kommen und dann zu bitten: »Ich möchte die gesandte Energie jetzt empfangen.«

Die Fernheilung eignet sich auch sehr gut dazu, sich selbst zu behandeln. Wir visualisieren dann anstelle einer anderen Person einfach selbst.

Hier nun die Technik:

1. Setze dich bequem hin, mit gradem Rücken, und öffne dein Kronen-Chakra.
2. Meditiere oder bete ein wenig, und zentriere dich in deinem Herzen.
3. Gib mit deinen Händen ein wenig Energie auf deine

Augen, und beginne, die Person, der zu Energie übertragen möchtest, zu visualisieren.

4. Wenn du sie deutlich siehst oder spürst, begrüße sie,
   und danke ihr, daß du etwas für sie tun darfst.

5. Sprich dreimal folgende Affirmation:
   »Diese Energie soll nach Bedarf empfangen werden.«

6. Visualisiere den Kopf der Person zwischen deinen
   Händen und gib dort ca. 3 Minuten Energie hinein.

7. Behandle 3 Minuten den Brustbereich.

8. Behandle 3 Minuten den Bauch.

9. Behandle 3 Minuten den oberen Teil des Rückens.

10. Behandle 3 Minuten den unteren Teil des Rückens.

11. Behandle 3 Minuten die Hüften.

12. Behandle 3 Minuten die Oberschenkel.

13. Behandle 3 Minuten die Waden.

14. Behandle 3 Minuten die Fußsohlen.

15. Nimm dir noch Zeit für Bereiche, von denen du
    glaubst, daß die Person dort noch mehr Energie be-
    nötigt.

16. Visualisiere dann, wie du die Person in goldenes Licht
    hüllst.

17. Visualisiere um das Ganze herum noch einen Mantel
    aus blauem Licht, und trenne dich dann sauber ab.

18. Danke Gott und deinen Geisthelfern, daß du die Per-
    son behandeln durftest.

19. Reinige dich, wie du es gewohnt bist.

An dieser Stelle möchte ich erwähnen, daß es manchmal sehr
wohltuend und hilfreich ist, sich nach einer anstrengenden Sitzung
mit einer Meersalzlösung zu waschen, zu duschen oder darin zu
baden.

INNERES KIND

Ein wichtiger Teil der Arbeit an sich selbst ist die Beschäftigung mit unserem – meist traumatisierten – Inneren Kind. Man könnte ein ganzes Buch über das Innere Kind mit seinen speziellen Prägungen und Verletzungen schreiben. Ich will hier nun versuchen, das Thema in kompakter Form abzuhandeln, möchte aber die geneigten Leser bitten, sich mit dem Thema auch über dies Buch hinaus zu beschäftigen; dazu eine Literaturempfehlung: »Das Kind in uns« von John Bradshaw, München 2000.

Durch die Traumata unseres Inneren Kindes wird unser Erwachsenenleben in erheblichem Maße bestimmt. Das geschieht meist sehr unbewußt. Anzeichen für ein stark verletztes Inneres Kind sind z.B.:

- ständige, scheinbar unerfüllbare Suche nach Liebe und Zuneigung
- Suchtneigung
- immer wieder Abhängigkeit von anderen Menschen
- ständige Enttäuschung in Beziehungen
- ungenügende Abgrenzung zu den Problemen anderer
- mangelndes oder nicht vorhandenes Selbstvertrauen
- Neigung zu Traurigkeit oder Depression
- Kompensation durch Gewalt
- Befriedigung der eigenen Bedürfnisse wird nur im Äußeren gesucht und ist von innen heraus gar nicht möglich

Diese Liste könnte ich noch unbegrenzt fortführen, aber ich glaube, es zeichnet sich schon ein gutes Bild von dem ab, was ich meine.

Die Traumata des Inneren Kindes entstehen durch Verletzung des Kindes durch Eltern, Großeltern, Geschwister, seiner ganzen Umwelt. Hier geht es jedoch nicht darum, jemanden zu verurteilen oder gar über ihn zu richten. Ich unterstelle, daß die meisten Eltern ihre Kinder lieben und versuchen, ihr Bestes zu geben, und das erkenne ich an. Darauf kommt es aber nicht an, es zählt einzig und allein, wie es für das Kind gewirkt hat. Sein Empfinden ist für das Kind die Realität, die es von nun an in seinem Inneren mit sich trägt – mag es auch für die Erwachsenen äußerlich ganz anders gewesen sein. Empfindungen können nicht durch rationelles Denken erlöst werden, sie spielen sich auf einer anderen Ebene ab.

Selbst wenn das Kind dann später als Erwachsener die Dinge ebenfalls anders sieht und beurteilt, so bleibt die Emotion, die zu einer Verletzung geführt hat, so lange in der gleichen Ausrichtung, bis sie auf der Empfindungsebene, also der Emotionalebene (zweite Auraschicht), erlöst wird.

Ich empfehle, als Grundlage zur Heilung des Inneren Kindes die Fernheilung einzusetzen. Bei der ersten Sitzung zur Heilung seines Inneren Kindes sollte man sich selbst im ersten Lebensjahr visualisieren. In der nächsten Sitzung nimmt man das zweite Lebensjahr usw. bis zum aktuellen Lebensalter. Mit jeder Sitzung merkt man, daß ein weiteres Stück der Last abfällt.

Wenn wir in der Visualisierung feststellen, daß bestimmte Lebensabschnitte besonders viel Zuwendung benötigen, dann können wir die Sitzungen für dieses Lebensalter natürlich beliebig oft wiederholen.

KAPITEL 9

INDIKATIONSVERZEICHNIS

Ich gebe im folgenden einige Anregungen für Punkte, die wir bei bestimmten Indikationen in eine Komplettbehandlung mit einfließen lassen können. Ich spreche dabei auch vom »Reinigen und Energetisieren«. Damit ist folgendes gemeint: Zum Reinigen bewegen wir unsere Hände in linkskreisenden Bewegungen über der zu reinigenden Stelle.

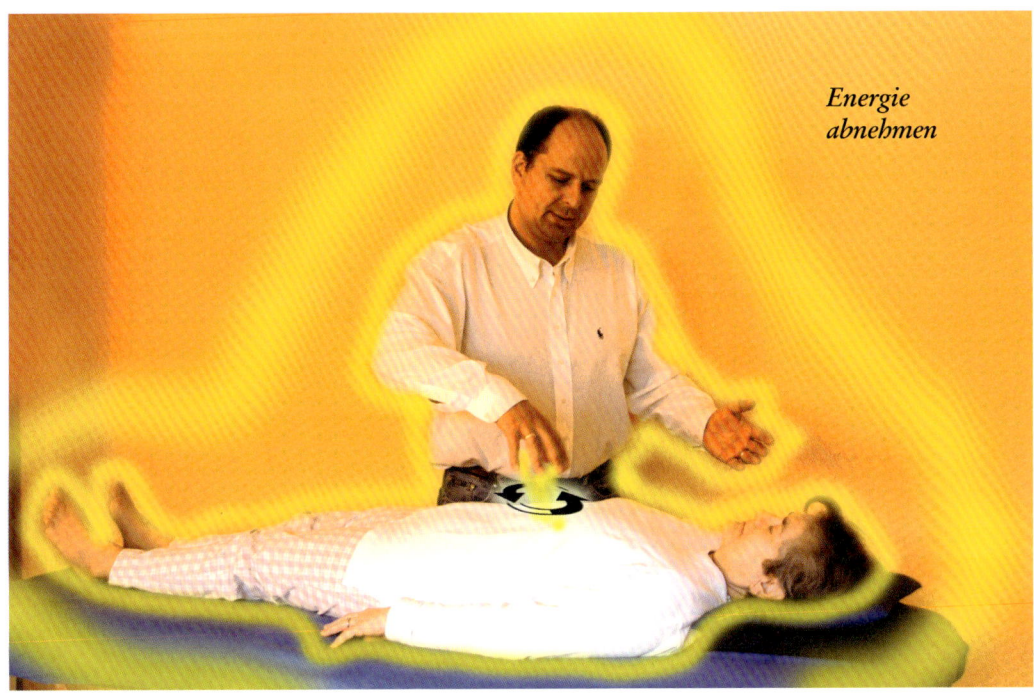

Energie abnehmen

Nachdem wir einige kreisende Bewegungen gemacht haben, fühlen wir oft eine Art »Schmutz« oder etwas »Klebriges« in den Fingern. Wenn dem so ist, dann schütteln wir die Hände über einer Schüssel mit Salzwasser. Eine solche sollten wir uns zu jeder Sitzung vorbereiten, denn das Salzwasser neutralisiert die schlechten oder verbrauchten Energien. Wer gut ist im Visualisieren kann sich auch einen Eimer vorstellen, in dem ein violettes Feuer brennt, und die Energien dort hineinschütteln.

Zum Energetisieren bewegen wir die Hände in rechtsdrehenden Bewegungen über der aufzuladenden Stelle. So füllen wir die zuvor gereinigte Stelle wieder mit guter, neuer Energie auf.

Wer dazu in der Lage ist, kann während der Behandlungen auch Farben visualisieren, die zu dem passen, was er erreichen möchte. Siehe hierzu das Kapitel »Farben zum Zwecke der Heilung« (S. 89).

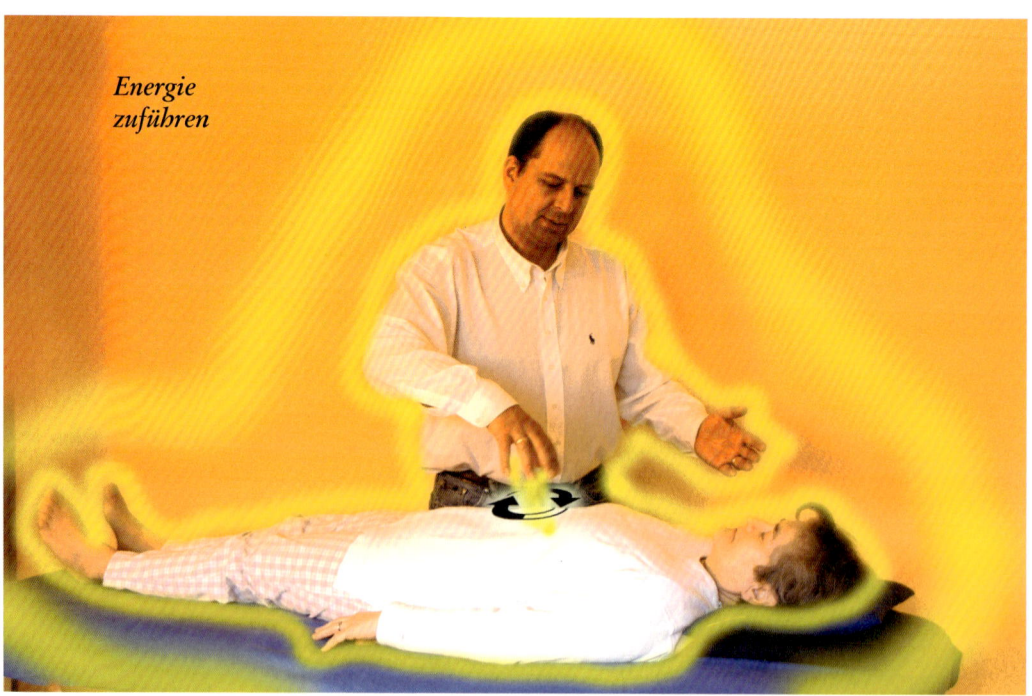

Energie zuführen

1. NERVENSYSTEM

Unser Nervensystem schlägt die Brücke zwischen körperlichen und seelischen Vorgängen (Stichwort: »Reizleitung«). Es vermittelt uns Schmerz, Geschmack, Temperatur, Töne, Bilder und Empfindungen, und zwar nicht nur im physischen, sondern auch im emotional-geistigem Bezug zur Außenwelt. In diesen Bereich gehören z.B.

· Migräne,
· Schluckauf,
· Tinnitus,
· Schwindel,
· Parkinson,
· Neuralgien,
· Polyneuropathien,
· Halbseitenlähmung,
· Schmerzen.

Neben der energetischen Arbeit ist es wichtig, die behandelte Person psychologisch zu begleiten. Sie muß Verantwortung für sich übernehmen und sich in Selbstreflektion üben. Energetisch ist hier vor allem ausgleichend zu behandeln. Behandlung:

· Energiestau oder -mangel (abfühlen) erkennen
· Chakrenausgleich
· Besondere Punkte bearbeiten: Hinterkopf, Rücken (komplette Wirbelsäule), Leber/Galle, Nabel-Chakra, Solarplexus (dort länger verweilen)
· Brustbein (Thymus) mit Knien und Füßen verbinden
· Erdung (beide Hände auf die Fußsohlen)
· Aura glätten: Braucht der Patient mehr Antrieb, dann glätten wir die Aura von den Füßen zum Kopf hin. Braucht er mehr Ruhe, vom Kopf zu den Füßen hin.

2. ERKÄLTUNGEN, HUSTEN, SCHNUPFEN

Folgende Bereiche abfühlen:
· Stirn-Chakra
· Hals-Chakra
· Vorderes Solarplexus-Chakra
· Hinteres Herz-Chakra
· Lunge (vorn, hinten, seitlich)

In diesen Bereichen finden wir bei diesem Krankheitsbild Stauungen oder Mangel. Behandlung:
· Reinigen des gesamten Körpers (linksdrehende Bewegung)
· Nochmals Reinigung der zu Anfang geprüften Punkte
· Energetisierung dieser Punkte (rechtsdrehende Bewegung)
· Zur Stabilisierung Wiederholung nach 4–6 Stunden
· Die behandelte Person nicht zu viel und zu schwer essen lassen (zu hoher Energieverbrauch)

3. FIEBER

Fieber ist meist positiv zu sehen und sollte nicht in jedem Fall unterdrückt werden. Wenn das Fieber aber gesenkt werden muß, dann behandeln wir, zusätzlich zur Anwendung von Wadenwickeln, wie folgt:
· Allgemeine Reinigung des ganzen Körpers, vier- bis fünfmal
· Reinigen und Energetisieren der Chakren an Händen und Fußsohlen (so kann der Patient die Luft- und Erdenergie besser aufnehmen.)
· Reinigen und Energetisieren des vorderen Solarplexus-Chakras und des Bauchnabels (senkt das Fieber rasch)
· Reinigen und Energetisieren des vorderen Hals- und des hinteren Herz-Chakras sowie der Lunge
· Das Ganze dreimal täglich durchführen.

4. KOPFSCHMERZEN

- Abtasten, ob ein Mangel oder eine Stauung am Kopf gefühlt wird
- In jedem Falle einen Chakrenausgleich machen
- In der Regel sollte man die behandelte Person erden (vor ihr kniend legen wir die Hände auf ihre Fußrücken und visualisieren, daß wir die Person tiefe Wurzeln in die Erde senken lassen)
- Bei emotionalen Problemen mit Streß usw. als Ursache vorderes Solarplexus-Chakra reinigen und energetisieren

5. ZAHNSCHMERZEN

Meist ist die Ursache ein Energiemangel.
- Bereich reinigen
- Bereich energetisieren
- Bei Bedarf bis zu sechsmal täglich Reinigung und Energetisierung durchführen

6. SCHLAFLOSIGKEIT

- Einige Male von Kopf bis Fuß reinigen
- Vorderes Solarplexus-Chakra und Kronen-Chakra reinigen und energetisieren

7. MAGENSCHMERZEN, BLÄHUNGEN, DURCHFALL

- Vorderes Solarplexus-Chakra und Nabel-Chakra reinigen und energetisieren

8. VERSTOPFUNG

· Vorderes und hinteres Solarplexus-Chakra, Nabel-Chakra und Wurzel-Chakra reinigen und energetisieren

9. MENSTRUATIONSBESCHWERDEN

· Nabel-Chakra, Unterbauchbereich und Wurzel-Chakra reinigen und energetisieren
· Zur Stärkung vorderes Solarplexus-Chakra energetisieren
· Bei unregelmäßiger oder ausbleibender Monatsblutung zusätzlich Stirn- und Hals-Chakra behandeln

10. ALLGEMEINE SCHWÄCHE

· Allgemeine Reinigung
· Chakren an Händen und Fußsohlen reinigen und energetisieren (so kann mehr Erd- und Luftenergie aufgenommen werden, und der ganze Körper energetisiert sich besser)
· Vorderes Solarplexus-Chakra und Nabel-Chakra energetisieren
· Zuvor genannte Maßnahmen wiederholen, bis der Behandelte sich wohler fühlt
· Bei Schock sofort Aldo-Punkte energetisieren! (Grube zwischen Trapezmuskel und Schlüsselbein)

11. STEIFER HALS

· Hinterkopf, Hals, Schulter und Achselhöhlen reinigen und energetisieren
· Hinteres Herz-Chakra reinigen und energetisieren (nicht zu lange bei Menschen mit Bluthochdruck)

12. LYMPHSYSTEM

· Kieferhöhlen reinigen und energetisieren
· Kehlkopf-Chakra reinigen und energetisieren
· Vorderes und hinteres Herz-Chakra reinigen und energetisieren
· Linken Oberbauch (Milz) vorn und hinten reinigen und energetisieren

13. HERZ- UND KREISLAUFERKRANKUNGEN

Merke!
Bei Herz-Kreislauf-Patienten nie das vordere Herz-Chakra energetisieren!

· Hinteres Herz-Chakra reinigen und energetisieren
· Vorderes und hinteres Solarplexus-Chakra reinigen und energetisieren
· Rechten Oberbauch (Leber) reinigen und energetisieren
· Kehlkopf-Chakra und Wurzel-Chakra reinigen und energetisieren

14. ERKRANKUNGEN DER ATMUNGSORGANE

· Stirn-Chakra und Kehlkopf-Chakra ausgiebig reinigen und energetisieren
· Hinteres Herz-Chakra, vorderes und hinteres Solarplexus-Chakra reinigen und energetisieren
· Von hinten beide Hände auf die Lungenflügel legen und dort gut energetisieren

15. HARNWEGSERKRANKUNGEN

· Hinteres und vorderes Nabel-Chakra gut reinigen und energetisieren

16. ERKRANKUNGEN DER FORTPFLANZUNGSORGANE

· Chakrenausgleich
· Stirn- und Nabel-Chakra reinigen und energetisieren
· Kehlkopf-Chakra reinigen und energetisieren
· Zum Schluß Wurzel-Chakra reinigen und lange energetisieren

17. ERKRANKUNGEN DES ENDOKRINEN SYSTEMS (HORMONELLE STÖRUNGEN)

· Komplettbehandlung aller Chakren, vorn und hinten

18. ERKRANKUNGEN DES MUSKEL- UND SKELETTSYSTEMS

· Stirn-Chakra reinigen und energetisieren
· Achselhöhlen reinigen und energetisieren
· Vorderes und hinteres Solarplexus-Chakra reinigen und energetisieren
· Rechten Oberbauch (Milz) vorn und hinten reinigen und energetisieren
· Nabel-Chakra reinigen und energetisieren
· Hände auf beide Hüften legen und energetisieren
· Wurzel-Chakra reinigen und energetisieren
· Sämtliche Gelenke reinigen und energetisieren

19. ERKRANKUNGEN DES BLUTES

Wie Muskel- und Skelettsystem (18.) plus zusätzlich:
· Handinnenflächen
· Knie
· Fußsohlen

20. ERKRANKUNGEN DES GEHIRNS

siehe Nervensystem (1.)

21. TUMORE

Die Behandlung von Tumoren möchte ich hier nicht näher erläutern, da sie komplex ist und bei wenig Erfahrung auch zur Verschlimmerung führen kann. Die Technik der Tumorbehandlung gebe ich nur in persönlicher Anleitung an meine Schüler weiter.
Die Behandlung eines Tumorpatienten ist jedoch unbedenklich, wenn wir ihm einfach gute Energie geben. Dann nimmt der Körper die Energie, um sich zu regenerieren. Bitte im Falle eines Tumorpatienten immer einfach nur gute Energie übertragen, ohne sich auf ein bestimmtes Ergebnis auszurichten! Niemals den Tumor verbrennen wollen oder ähnliches. Die Gefahr einer Metastasierung ist zu groß!

KAPITEL 10

GEISTWESEN

Während des Erlernens der Technik des energetischen Arbeitens stoßen wir in immer feinstofflichere Bereiche vor und werden feinfühliger für die Wahrnehmung von Wesenheiten, die nicht körperlicher Natur sind. Ich stelle bei der Heilarbeit immer wieder fest, daß der Raum erfüllt ist mit Wesenheiten der unterschiedlichsten Art. So möchte ich in diesem Kapitel ein wenig Aufklärung über die Freunde und Helfer der »anderen Seite« geben.

Ich erhebe nicht den Anspruch, daß meine Sicht der Dinge die einzig wahre ist, jedoch hat sich alles, was ich hier schreibe, mir so dargestellt, und ich respektiere, daß es nur meiner Realität entspricht. Ich möchte auch nicht, daß man mir einfach glaubt, was ich schreibe. Ich möchte, daß es jeder (so oder anders!) auf seinem eigenen Weg selbst erfährt und überprüft!

Bevor wir andere Wesensformen wahrnehmen können, müssen wir uns zunächst noch einmal klarmachen, daß alles in unserem Universum aus Energie in unterschiedlicher Verdichtung besteht. Bei uns Menschen können wir drei wesentliche Formen von Lebensenergie – auch Chi, Prana oder Odkraft genannt – feststellen:

1. die im Verhältnis zu den anderen feste Lebenskraft von hoher Verdichtung in Form unseres Körpers,
2. die etwas feinstofflichere und weniger verdichtete Lebenskraft der Seele,
3. die sehr feinstoffliche Lebenskraft des Geistes.

Diese letztere ist der Lebenskraft der nichtkörperlichen Wesenheiten sehr ähnlich. Denken wir daran: *Wir sind Geistwesen, die über viele Inkarnationen hinweg immer wieder menschliche Erfahrungen machen, und nicht Menschen, die geistige Erfahrungen machen.* Darum ist der Geist immer stärker als der Körper.

In der Heilung kommt es darauf an, die uns umgebende Lebenskraft – die auch von anderen Wesenheiten genährt wird – bestmöglich zu behandeln. Alles, was von uns ausgeht, findet seine Reflektion im Feinstofflichen und wirkt entweder auf- oder abbauend. So ist unser auf Mut und Hoffnung, Freude und Vertrauen ausgerichteter Wille das beste Heilmittel, denn diese Energien wirken nährend auf uns, unsere Aura und die uns umgebenden Wesenheiten. Mutlosigkeit, Ängste, Verzweiflung bewirken das Gegenteil. Die Wesenheiten um uns herum können – oder anders gesagt dürfen – nur dann in unser Leben eingreifen, wenn wir ihnen die Tür öffnen oder wenn wir in höchster Not sind (wie z.B. unser Schutzengel).

Nun aber zu den verschiedenen Wesenheiten:

1. HOHE GEISTER

Zu ihnen gehören die Engel, Erzengel und Aufgestiegene Meister – z.B. Jesus Christus, Buddha, Saint Germain, die Weiße Bruderschaft. Ihre Eigenschaften sind erbauend und lobend, zudem bringen sie die geistigen Kräfte und den Segen Gottes auf die Erde.

2. SCHWER LEIDENDE GEISTER

Sie bitten um Hilfe, sind unglücklich, können sich nur sehr schwer verständlich machen. Wir empfinden sie als sehr gequält, und so empfinden sie sich auch selbst. Es handelt sich oft um Geister, die ihre Seele zu Lebzeiten »verkauft« haben.

3. NIEDERE GEISTER

Sie verfluchen sich und ihr Schicksal, beschimpfen uns schändlich und spotten über alles Hohe und Heilige. Sie spotten über den Vorschlag, zu beten, versprühen Haß, Neid etc. Wenn wir sie zwingen, den Namen Gottes auszusprechen, treten sie sofort den Rückzug an und verlassen das Medium, dessen sie sich vielleicht bemächtigt hatten.

4. ERDGEBUNDENE GEISTER

Sie wissen nicht, daß sie durch den irdischen Tod von ihrem Körper getrennt wurden. Sie glauben, noch zu leben, und zwar so zu leben, wie sie als Mensch strukturiert waren. So etwas geschieht, wenn der Tod so überraschend kommt, daß die Seele ihn nicht mitbekommt, oder z.B. im Drogen- oder Alkoholrausch eintritt. Oft sind es auch Selbstmörder und Mörder, die ständig mit den Gefühlen, Verzweiflungsausbrüchen und Geschehnissen konfrontiert werden, mit denen sie zum Zeitpunkt des Todes umgeben waren – wie ein immer wiederkehrender Film. Aufgrund der Erdbindung haben sie Angst, bestraft oder verurteilt zu werden, wenn sie ins Licht gingen. Unsere Aufgabe ist es in diesen Fällen also, sie, wenn sie sich uns offenbaren, ins Licht zu führen und ihnen klarzumachen, daß sie im Licht von Freunden empfangen werden und willkommen sind (siehe Vorschlag zur Befreiung von Besetzungen S. 174).

5. FOPPGEISTER

Dies sind sehr flüchtige Geister, die Unruhe stiften. Sie können z.B. elektrische Geräte ein- und ausschalten, Türen öffnen und schließen etc. Sie müssen, sobald sie erkannt werden, entweder gehen oder zu uns »überlaufen« und sich dem Guten verschreiben. Sie machen sich oft mit uns ein Späßchen, verschwinden jedoch auch schnell, wenn wir nicht auf sie eingehen.

6. NATURGEISTER

Devas, Elfen, Zwerge, Gnomen, Waldgeister, Baumgeister etc. Sie sind sehr liebevoll und uns Menschen gegenüber sehr scheu. Man braucht viel Zeit und ein reines, liebendes Herz, damit sie sich offenbaren.

7. VERSTORBENE

Verstorbene, die es sich zur Zwischenaufgabe gemacht haben, uns ein Stück des Weges zu begleiten. Ich nenne sie die »kleinen Schutzengel«, die uns wieder verlassen, wenn ihre Aufgabe erfüllt ist. Dies ist im Gegensatz zum Schutzengel der Fall, der uns unser Leben lang begleitet.

8. ERDENENGEL

Erde, Feuer, Wasser, Luft; Melchizedek, Kristalle, Bäume, die Sonne

Der Aufbau der geistigen Hierarchien folgt nicht den Gesetzen der größten Macht, sondern dem Grad der Erkenntnis!

Ursprung und Entwicklung

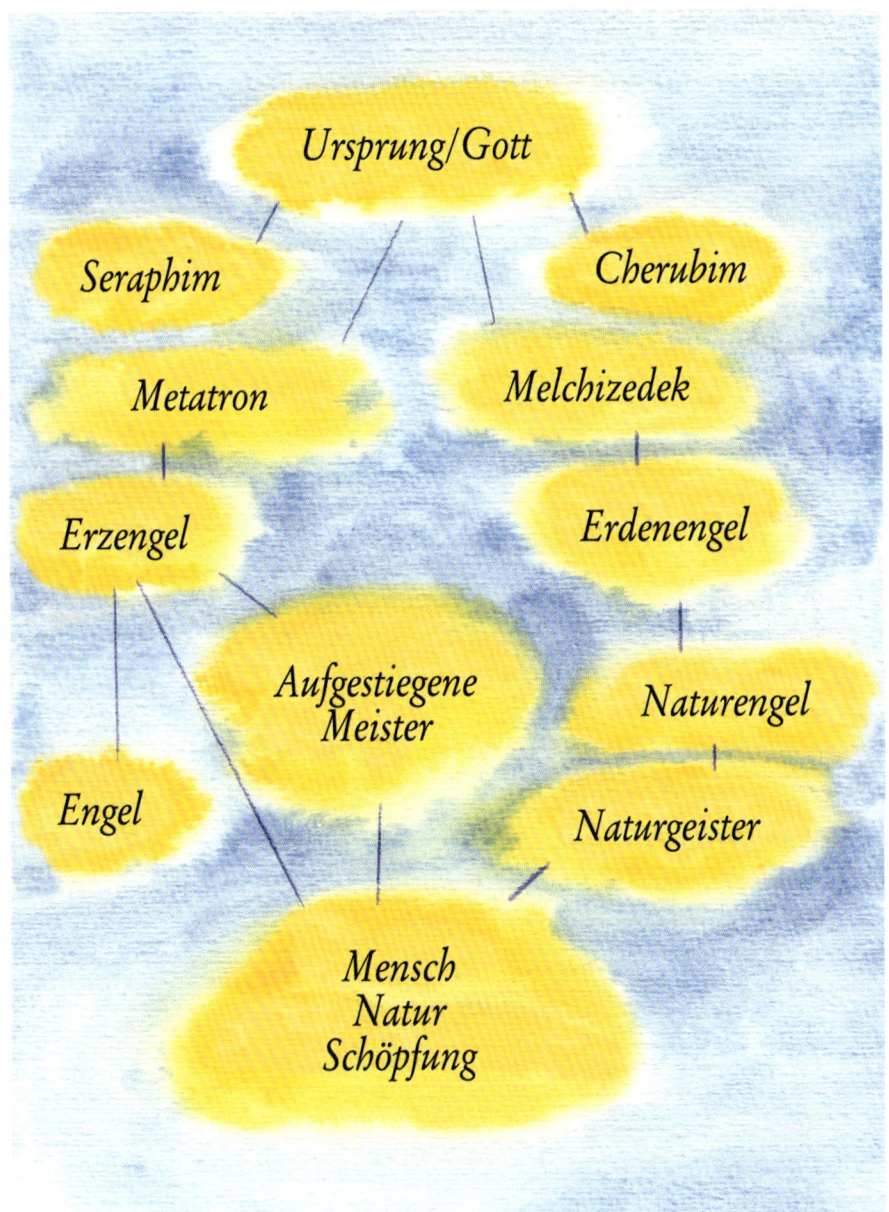

Das vorangehende Bild möchte ich ein wenig näher erläutern. Dabei bediene ich mich zur Erklärung der mir bekannten christlichen Symbolik. Ich bin mir aber darüber im klaren, daß ich dasselbe Bild in einem anderen Kulturkreis mit anderen Namen und Erklärungen genauso zeichnen könnte: Um auf einen Gipfel zu gelangen, kommen die einen von Norden, die anderen von Süden, weitere von Westen und noch andere von Osten. Wir sprechen unterschiedliche Sprachen, und die verschiedenen Höhenmeter werden von jeder Gruppe anders benannt. Am Gipfel haben wir dann alle gemeinsam den gleichen Ausblick.

Ursprung – von ihm gehen zwei Strahlen ab.

1. DER SPIRITUELLE STRAHL

Dies ist die spirituelle, geistige Seite der Schöpfung. Der Strahl bildet ein geistiges Lernfeld, das die Wesen in ihrer Bewußtwerdung begleitet.* Metatron, Erzengel, Engel, Aufgestiegene Meister und auch die Seraphim als Engel des Lichtes, der Liebe, des göttlichen Feuers, der Freude haben hier ihren Platz.

Metatron ist der Engelsfürst. Die Erzengel und die Aufgestiegenen Meister bilden die Brücke zwischen der Einheit und der Dualität. Die Engel sind die »Handwerker« der Erzengel und auch der Schutzengel. Die Erzengel, Engel und Aufgestiegenen Meister haben – jede Gruppe für sich – direkt Einfluß auf Mensch, Natur und Schöpfung, die Erzengel auch auf die Aufgestiegenen Meister, die Engel hingegen nicht.

---

*Dieser erste Strahl teilt sich in der weiteren Verstofflichung in die bekannten sieben Strahlen auf, die den Erzengeln zugeordnet sind.

2. DER MATERIALISATIONSSTRAHL

Er gibt die göttlichen Impulse in die Materialisation. Melchizedek, Erdenengel, Naturgeister, Devas, Naturengel und auch die Cherubim als Hüter der Erkenntnis haben hier ihren Platz.
Melchizedek ist der König der Gerechtigkeit und des Friedens. Er ist kein Erzengel, steht aber an der Spitze des Materialisationsstrahles. Er leitet göttliche Impulse an die Erdenengel weiter. Die Erdenengel sind quasi die Erzengel des Materialisationsstrahles. Ihre »Handwerker« sind die Naturengel zusammen mit den Naturgeistern. Die Naturengel und die Naturgeister haben direkt Einfluß auf Mensch, Natur und Schöpfung.

ERZENGEL

RAPHAEL

Er arbeitet mit den Engeln der Heilung und steht für Erleuchtung, Weihung, Konzentration, Wahrheit; seine Farbe ist Grün.

GABRIEL

Er ist der Botschaftsbringer und steht für Freude, Hoffnung, Vervollkommnung, Ausgewogenheit, Reinheit, Erneuerung, die Auferstehung und das »Stirb und werde«; er gibt Hoffnung; ihm ist das kristallweiße Licht zugeordnet.

MICHAEL

Er ist der Hüter des Karma und steht für Klärung, Reinigung, göttlichen Willen, Befreiung von Ungutem, Schutz und Kraft; seine Farbe ist Saphirblau.

ZADKIEL

Er steht für Vollkommenheit, Weisheit, Erlösung, Umwandlung, Transformation, Vergebung, göttliche Gerechtigkeit und grenzenlose Freiheit; seine Farbe ist Violett.

METATRON

Er steht für die allumfassende Liebe.

CHAMUEL

Er steht für Vollkommenheit und göttliche Schönheit in der Materie, Mildtätigkeit, bedingungslose Liebe, Toleranz, Mitgefühl, Befreiung von Ängsten, Sorgen, Nöten etc.; seine Farbe ist Rosa.

HANIEL

Er steht für Aus- und Aufrichtung und dafür, die eigene Bestimmung zu finden.

JOPHIEL

Er steht für Integration, Klarheit, Bewußtwerdung, Beständigkeit, Erleuchtung, Weisheit und Unterscheidungskraft; seine Farbe ist Goldgelb.

URIEL

Er steht für Ordnung, Struktur, Gnade, selbstloses Dienen, Frieden und Heilsein; seine Farben sind Rubinrot und Gold.

ELOHIM

Dies sind die Engel der Heimkehr, unsere Begleiter im Tod.

BESETZUNGEN

Merke!
Die nachfolgenden Ausführungen sind nur für sehr ge-
übte Therapeuten gedacht, die sich mit dem Thema
Besetzungen gut auskennen. Es gibt manchmal während
der Sitzung sehr heftige Reaktionen bei den behandel-
ten Personen. Ein ungeübter Therapeut kann diese
Dinge nicht auffangen!!!

ABLAUFVORSCHLAG ZUR BEFREIUNG VON BESETZUNGEN*

- Zünde drei Kerzen an.
- Bitte den Klienten, sich hinzulegen.
- Sprich ein Gebet, und bitte den Klienten, es einfach laut oder innerlich mitzusprechen.
- Bitte nun den Klienten, die Augen zu schließen und sich einfach auf die Behandlung einzulassen.
- Verbinde dich über dein Höheres Selbst mit dem Höheren Selbst des Klienten.

Beispiel:

Im Namen des Allmächtigen bitte ich dich, mein Höheres Selbst, verbinde dich nun mit dem Hohen Selbst und den Geisthelfern von [Name des Klienten]. Bitte helft, daß alle belastende Energie und alle peinigenden Seelenwesen seinen Körper verlassen und heimkehren in das reine göttliche LICHT. Bitte führt ihn

*angelehnt an: Rhea Powers, »Heimkehr ins Licht«

in Liebe, Weisheit und Stärke. Schützt ihn mit eurem Göttlichen LICHT!

· Bitte die vier Erzengel um ihre Hilfe.

Beispiel:
Raphael, Erzengel des Ostens, leite uns mit Weisheit!
Michael, Erzengel des Südens, leite und schütze uns mit deiner Kraft!
Gabriel, Erzengel des Westens, leite uns, und befreie alle belastenden Energien!
Uriel, Erzengel des Nordens, leite uns in all deiner Liebe!

· Gebet zu den Engeln

Beispiel:
Allmächtiger Schöpfer aller Welten, ihr Engel und Heilpriester, Brüder der weißen Bruderschaft: Bitte leitet nun die Engel und Lichtwesen der Seelenbefreiung zu uns, auf daß die Schalen, die sie in den Händen tragen, all die Belastungen und gefangenen Seelenwesen in [Name des Klienten] zum LICHT tragen mögen. Ihr werdet unser Bitten gerecht beurteilen. Wir beugen uns eurem Urteil, wenngleich wir es oft nicht begreifen können. Wir danken euch, indem wir niemandem willentlich schaden oder eure Schöpfung zerstören, sei es Mineral, Pflanze, Tier oder Mensch.

· Bitte den Klienten nun, Licht in seinen Körper zu atmen.
· Sprich mehrmals:

Beispiel:

Bleibe in dieser Ruhe, bis wir gemeinsam zurückgehen. Du kannst nun ganz einfach mit mir reden, wenn es notwendig ist, und dabei in deiner tiefen Ruhe bleiben. Konzentriere dich einfach auf das Einatmen von LICHT! Fülle deinen Kopf, deine Arme, deine Brust, deinen Bauch, deinen Unterkörper, dein rechtes Bein und dein linkes Bein mit diesem GÖTTLICHEN LICHT! (Nehmt euch Zeit für die unterschiedlichen Partien.)

Du bist nun ganz erfüllt und eingehüllt in das GÖTTLICHE LICHT. In diesem LICHT, in dieser LICHTFLÜSSIGKEIT, die deinen ganzen Körper ausfüllt, kannst du alles *fühlen* und *sehen*!

· Wo sitzt die Besetzung? Beginne am Kopf.

Beispiel:

Gehe mit deiner Aufmerksamkeit in deinen Kopf. Kannst du in diesem LICHT etwas wahrnehmen oder spüren? Vielleicht einen Druck, Dunkelheit oder etwas anderes? Nimm dir Zeit, zu schauen. Wenn du etwas wahrnimmst, nicke, wenn nichts da ist, verneine mit dem Kopf.

· Warte eine Weile, ob etwas wahrgenommen wird. Wird etwas wahrgenommen, laß es den Klienten genau lokalisieren.

Beispiel:

Wo genau spürst du etwas? (Dem Klienten etwas Zeit lassen.) Beginne nun, diese Energie zu beobachten. Nur beobachten, sonst mußt du nichts tun. Alles Denken und Urteilen oder Bewerten laß einfach los.

Nur noch beobachten, was geschieht. Nur beobachten. (Nehmt euch Zeit.)

· Sprich nun die Besetzung gezielt an.

Beispiel:

Wer oder was da im Kopf von [Name des Klienten] gefangen ist: Mache dich stärker bemerkbar, habe Mut, dich zu zeigen. Zeige mir deine Kräfte, bewege dich, und ströme, ströme stärker und stärker. Ich beobachte dich. Nutze den Atem, und ströme, fließe und ströme, fließe und ströme!

· Gib euch Zeit.
· Reagiert der Klient durch Unruhe oder Bewegung, eventuell Zittern etc., so unterstütze diese Regungen durch deine Worte.

Beispiel:

Ich will noch stärker Kontakt zu dir finden. Ich beobachte dich, [Name des Klienten], beobachtet dich. Ich spreche zu dir! Ich spreche zu dir! Antworte mir! Du kannst nun den Kopf von [Name des Klienten] benutzen. Nicke mit seinem Kopf, wenn du mich wahrnimmst. Hörst du mich? Hörst du mich? Wenn ja, bewege seinen Kopf!

· Gib euch Zeit.
· Wenn das Wesen, das den Klienten besetzt, mit dem Kopf nickt, sprich es weiter an.

Beispiel:

Schön, daß du mich hörst! Du kannst nun auch den Mund von [Name des Klienten] benutzen und mit mir

sprechen. Du kannst jetzt mit mir sprechen! Sprich mit mir! Hörst du mich, dann sage ja!
Du kannst es, sprich mit mir, wenn du mich hörst, sage ja!

· Gib euch Zeit. Fordere das Wesen immer wieder auf, mit dir zu sprechen.
· Wenn das Wesen nicht spricht, dann kommuniziert mit Kopfnicken und Kopfschütteln weiter.
· Fordere es immer wieder zum Sprechen auf.
· Wenn der Sprechkontakt da ist, stelle das Körperbewußtsein des Besetzers her.

Beispiel:

Weißt du, daß du nicht in deinem eigenen Körper, sondern im Körper von [Name des Klienten] bist? Wie fühlst du dich dort? Bist du dort frei? Fühle mal genau hin, daß du im Körper von [Name des Klienten] bist.

· Dieses führe so lange weiter, bis das Wesen erkannt hat, daß es in einem anderen Körper ist.
· Wenn es sich dessen bewußt geworden ist, kommt oft eine für das Wesen quälende Phase. Gib ihm das Gefühl, daß du es liebst und annimmst, wie es auch sein mag. Wiederhole immer wieder, daß du es liebst und annimmst, wie es ist.
· Frage jetzt, wie das Wesen heißt.

Beispiel:

Wer bist du? Ich möchte gerne wissen, wie ich dich ansprechen darf. Wie ist dein Name? Bist du ein Mensch? Was bist du? Nenn mir deinen Namen, deinen Namen! Nimm dir Zeit, du wirst dich gleich erinnern. Wer bist du, wie ist dein Name?

· Nun ist es wichtig, zum Todeszeitpunkt des Besetzers zurückzukommen. Die meisten wissen nicht, daß sie gestorben sind.

Beispiel:

Ich möchte dir sehr gern helfen, dich zu erinnern, wer du bist. Gehe mit deinen Gedanken in eine Zeit zurück, die du genau kennst. (Gib euch Zeit.) Gehe nun noch weiter zurück in deinem Bewußtsein, in eine Zeit, die du gut kennst. Du bewegst dich in eine Zeit zurück, die für dich wichtig ist. Mehr und mehr erinnerst du dich, du fühlst und du spürst, du siehst und riechst. Wenn du jetzt etwas Besonderes wahrnimmst, bleibe mit deiner Aufmerksamkeit dort. Konzentriere dich, und nicke mit dem Kopf, wenn du etwas Besonderes wahrnimmst. Schau genau hin, und beschreibe mir, was du siehst. Was siehst du, was machst du gerade? Wie ist dein Name, wie nennt man dich hier? Wer ist noch anwesend? Schau dir die Personen an, wer ist es? Sage mir, was gerade geschieht.

· Laß dem Wesen viel Zeit zum Erzählen.
· Führe das Wesen aus der Zeit seiner Erzählung bis zum Zeitpunkt seines Todes. Es ist sehr wichtig, daß der Besetzer noch einmal miterlebt, wie er stirbt.
· Wenn er noch einmal durch seinen Tod gegangen ist, führe ihn wieder in die Jetztzeit.

Beispiel:

Du weißt jetzt, daß du gestorben bist. Ich führe dich nun immer weiter durch die Zeit bis in die Jetztzeit. Immer weiter, bis zum heutigen Tag. Gehe mit dem Bewußtsein zu dem Zeitpunkt, als du in den Körper von [Name des Klienten] gefahren bist.

179

- Laß dem Besetzer Zeit, bis erkennbar ist, daß er wieder im Körper des Klienten ist.

Beispiel:

Spüre genau, daß du wieder im Körper von [Name des Klienten] bist. Kannst du es fühlen?

- Laß dem Besetzer Zeit, bis die Antwort Ja kommt.

Beispiel:

Du bist jetzt im Körper von [Name des Klienten]! Erkennst du, daß du im Körper von [Name des Klienten] bist?

- Das Wesen muß es wissen und bejahen, daß es in einem fremden Körper ist. Mache so lange weiter, bis es das bejaht.
- Nun veranlasse das Besetzerwesen, den Körper des Klienten zu verlassen.

Beispiel:

Du weißt also, daß du im Körper von [Name des Klienten] bist. Es ist dir bewußt, daß du bereits gestorben bist und nun im Körper von [Name des Klienten] bist. Hast du das erkannt?

- Laß dem Besetzer Zeit, bis die Antwort Ja kommt. Manchmal fällt es den Wesen schwer, dies zuzugeben. Beharre jedoch auf die Bejahung. Wenn das Ja nicht kommt, gehe noch einmal zum Tod zurück, und mache dem Besetzer bewußt, daß ihr gerade zusammen noch einmal durch diesen Tod gegangen seid.

Beispiel:

Du bist im Körper von [Name des Klienten] gefangen, weil es nicht dein eigener Körper ist. So bist du gefangen, und du hältst auch [Name des Klienten] gefangen. Du bist nicht frei, zu machen, was du wirklich willst und was deiner Entwicklung entspricht. Was würdest du gern machen, wenn du frei wärest?

· Warte auf den Wunsch, die Äußerung des Besetzers.

Beispiel:

Das kannst du alles nicht machen, weil du ja im Körper von [Name des Klienten] bist. Verstehst du das?

· Laß dem Besetzer Zeit, bis ein Ja kommt. Kommt kein Ja, gehe immer wieder bis zu diesem Punkt.

Beispiel:

Erkenne, daß auch du dich weiterentwickeln mußt. Darum ist es sehr wichtig, daß du dich aus diesem Körper, der nicht deiner ist, verabschiedest! Du kannst frei und ohne Angst ins LICHT gehen. Dort werden dich meine Freunde empfangen und dich in ihren LICHTKREIS aufnehmen. Du wirst frei sein und ohne Angst! Endlich befreit und ohne Angst. Trau dich, **GEH INS LICHT!**

· Wiederhole dies immer wieder, und höre nicht auf, dem Besetzer Mut zu machen, ins Licht zu gehen.

Beispiel:

Ich und die LICHTWESEN sind hier, um dich ins LICHT zu geleiten. Wir helfen dir. Wir lieben und respektieren dich so, wie du bist. Kannst du die LICHT-

WESEN hier um uns herum erkennen? Schau hin, siehst du das Licht?

- Wiederhole dies immer wieder, und gehe immer wieder auf die LICHTWESEN ein. Sage dem Besetzer, daß sie ihn lieben und ihm helfen.
- Nun fordere den Besetzer auf, den Körper des Klienten zu verlassen.

Beispiel:

Bist du nun bereit, den Körper von [Name des Klienten] zu verlassen? Bist du nun bereit, mit mir und den LICHTWESEN ins LICHT zu gehen?

- Du mußt das Besetzerwesen davon überzeugen, daß es mit größter Liebe, Licht, Respekt und Anerkennung seiner Individualität in der Geistigen Welt empfangen wird. Andernfalls ist eine Ablösung unwahrscheinlich, da ein Besetzerwesen stark von Angst beherrscht wird und lieber in dem sicheren, fremden Körper verbleibt, als in ein ungewisses Nichts einzugehen.
- Du kannst dem Besetzerwesen sagen, daß es sich mit seiner Angst ganz bewußt an die Engel wenden kann. Sie helfen ihm, die Angst zu überwinden.
- Weise das Besetzerwesen auch darauf hin, daß es Personen, um die es trauert, in einem nächsten Leben wiedersehen kann. Doch dies ist nur möglich, wenn es bereit ist, ins Licht zu gehen und sich dann wieder einen neuen, eigenen Körper zu suchen.
- Wenn das Wesen bereit ist, ins Licht zu gehen, ist es wichtig, auch den Klienten zu fragen, ob er bereit ist, das Wesen gehen zu lassen. Wenn er dies verneint, ist es wichtig, ihm klarzumachen, daß er das Wesen und

sich selbst gefangenhält und sie sich beide so nicht entwickeln können. Wenn er bereit ist, sprich wie folgt zu ihm.

Beispiel:

(Zum Klienten) Sage dem Wesen, das dich besetzt, daß du es liebst und alles zwischen euch in Harmonie ist. Sage ihm, daß nun die Zeit gekommen ist, wo ihr euch trennen müßt. Frage das Wesen, ob es dir noch etwas sagen oder zeigen möchte, bevor es geht. Bekommst du eine Antwort oder ein Bild, bedanke dich dafür. Sag ihm, daß es, wenn du es sagst, aus deinem Körper ins LICHT gehen soll. Wenn du mit dem Gespräch fertig bist, nicke mir zu.

· Wenn der Klient fertig ist, bitte ihn, sich eine weiße Lichtsäule über dem Körperteil vorzustellen, wo das Besetzerwesen ist.

Beispiel :

(Zum Klienten) Stelle dir nun vor, daß sich eine weiße Lichtsäule von dem Punkt aus, wo der Besetzer sitzt, bis ins Unendliche aufbaut. Wenn ich dich bitte, einzuatmen und dann kräftig auszuatmen, dann atmest du das Besetzerwesen kräftig aus deinem Körper in die Lichtsäule hinein aus. Dabei sagst du: »Verlasse nun meinen Körper, und **geh ins LICHT!!!**«

· Rufe nun die Lichtwesen herbei.

Beispiel:

Im Namen des allmächtigen Schöpfers aller Welten rufe ich euch, ihr LICHTWESEN, seid bei uns, und helft [Name des Klienten] die weiße Säule aus LICHT zu bilden. Führt nun die gefangene Seele und alles an belastenden Energien aus seinem Körper, führt alles zum REINEN GÖTTLICHEN LICHT!

· Nun sprich zum Klienten.

Beispiel:

[Name des Klienten], atme nun tief ein und jetzt kräftig aus. Schicke die Besetzerseele ins LICHT!!!

· Unterstütze den Klienten bei diesem Vorgang.

Beispiel:

[Name des Besetzerwesens], ich befehle dir im Namen des Höchsten: Verlasse jetzt den Körper von [Name des Klienten], und **geh ins LICHT!!!** Du gehst mit den LICHTWESEN in das reine göttliche LICHT! Verlasse jetzt den Körper von [Name des Klienten], und **GEH INS LICHT!!!**

· Bitte den Klienten, sich auf die Stelle, wo der Besetzer saß, zu konzentrieren. Wir finden an dieser Stelle meist ein Loch oder eine Leere.
· Laß diese Leere oder das Loch vom Klienten mit eingeatmetem Licht füllen. Du kannst dies unterstützen, indem auch du an dieser Stelle Licht visualisierst.
· Hat der Klient das Gefühl, daß noch etwas vom Besetzer da ist, wiederhole noch mal alles von der Anrufung der LICHTWESEN bis zum Ein- und Ausatmen über der Lichtsäule.
· Sollte immer noch etwas vorhanden sein, so ist eine zweite Sitzung nötig. Nochmaliges Wiederholen in dieser Sitzung würde zuviel Kraft kosten.
· Laß den Klienten noch einmal LICHT in alle Zellen

seines Körpers atmen. Vollziehe eine Abschluß-
zeremonie, und hülle den Klienten in einen Mantel aus
blauem Licht.

- Schließe dich bewußt vom Klienten ab, bedanke dich
  beim Höchsten, den LICHTWESEN, Engeln und deinen Geisthelfern.
- Danke deinem Klienten, daß du ihn begleiten durftest.
- Führe nun den Klienten wieder zurück in das Tag-
  bewußtsein.
- Reinige dich und den Raum (auf allen Ebenen).

KAPITEL 11

WAS KANN ICH FÜR MICH SELBST TUN?

INNERE UND ÄUSSERE HARMONIE

Um anderen helfen zu können, ist es wichtig, daß wir uns selbst pflegen und versuchen, unser Leben innerlich und äußerlich in Harmonie zu bringen, uns selbst lieben lernen. Damit meine ich natürlich nicht die egoistische, über Leichen gehende Eigenliebe, sondern eine gesunde und positive Einstellung zu sich selbst. Auch die innere Stimme besser wahrzunehmen und ihr zu vertrauen gehört dazu. Dies erreichen wir wie folgt.

· *Körperliche Übungen.* Laß dich hier von deinen Vorlieben leiten. Achte jedoch darauf, daß du keinen gewalttätigen Sport ausübst, sondern eher etwas wie Schwimmen, Joggen, Tai Chi, Yoga, Aerobic, Qi Gong etc. machst.

· *Ausgewogene Ernährung.* Das bedeutet, nicht zuviel Fleisch und insbesondere kein Schweinefleisch. Schweinefleisch ist für den Menschen nicht gerade gesund, da es dem Menschenfleisch sehr ähnlich und voll von Histaminen und anderen für uns schädlichen Stoffen ist. Ebenso ist Zucker zu meiden. Wenn du etwas süßen willst, empfehle ich Agavendicksaft; er hat keinen Eigengeschmack und kann somit wie Zucker verwandt werden.

- *Ruhe und genügend nächtlicher Schlaf.* Ruhepausen am Tag sind sehr hilfreich, auch wenn sie nur 5 Minuten dauern. Höre in dich hinein, und folge den Bedürfnissen deines Körpers.

- *Hygiene.* Sie ist nicht nur für den Körper wichtig, sondern auch für unseren Geist. Achte auf körperliche, seelische und geistige Reinigung, jeden Tag! Die gewählten Pflegemittel für den Körper sollten möglichst pH-neutral sein. Ich empfehle, einmal pro Woche ein schönes Bad mit Meersalz zu nehmen; Meersalz eignet sich zudem gut zur täglichen Reinigung, da es negative Energien neutralisiert.

- *Meditieren, Beten und Atmen.* Egal ob du lieber über einen Gegenstand, ein Bild oder eine Pflanze meditierst oder ob du ein Gebet sprichst – auf die Form kommt es nicht an, wohl aber darauf, daß du dir die Zeit nimmst, dich einmal am Tag tief zu versenken, auch wenn es nur 5 Minuten sind.

- *Kleidung.* Wir sollten darauf achten, bequeme Kleidung aus Naturfaser zu tragen. Acryl, Polyester und andere Kunstfasern haben eine ungünstige Wirkung auf unsere Aura, natürliche Fasern haben dagegen einen sehr positiven Effekt.

- *Soziales Umfeld.* Dazu gehören Familie, Freunde, die häusliche Umgebung; sie haben einen großen Einfluß auf unseren Alltag. Vergnügungen und Kreativität sollten in harmonischer Mischung in unserem Leben vorhanden sein. Es ist wichtig, daß wir uns immer wieder auch einmal mit etwas ganz anderem beschäftigen als mit geistigen Dingen.

WOCHENTAGSÜBUNGEN

Sehr bewährt haben sich bei meinen Schülern die *Wochentags-übungen*. Hier geht es darum, sich für den jeweiligen Wochentag das Tagesmotto vorzulegen und den Tag über demgemäß zu handeln. Diese Übung ist wirklich ungeheuer wirksam für die Entwicklung deiner Persönlichkeit, insbesondere wenn du es schaffst, sie über eine längere Zeit in deinen Tag zu integrieren.

MONTAG
Tagesmotto: Das richtige Wort

An diesem Tag achte auf die Beherrschung deiner Worte. Sprich nur über etwas, das Sinn und Bedeutung hat. Reden um des Redens willen sollte unterbleiben. Vermeide Unterhaltungen, in denen alle durcheinandersprechen. Führe keine oberflächlichen Gespräche. Schotte dich dabei aber nicht von deinen Mitmenschen ab. Stehe jedem Rede und Antwort, jedoch bedacht und überlegt. Versuche, nicht zu viele, aber auch nicht zu wenige Worte zu machen. Arbeite nach dem Prinzip: Erst hinhören, dann verarbeiten, schließlich reagieren.

DIENSTAG
Tagesmotto: Die richtige Tat

Es ist der Tag der Einsicht und der Sachlichkeit. Wir sollten unsere Handlungen an diesem Tag so ausrichten, daß sie sich für unsere Mitmenschen nicht störend auswirken. Wenn wir den Impuls, zu handeln, spüren, so sollten wir sorgfältig abwägen, auf welche Weise wir für das Wohl des Ganzen, das dauernde Glück der Mitmenschen und das Ewige am besten aktiv werden. Handeln erfordert Einsicht und Treue zur Sachlichkeit. Die Dinge sollten gesehen werden, wie sie sind.

MITTWOCH
Tagesmotto: Der richtige Standpunkt

Dies ist der Tag der Orientierung. Wir sollten an diesem Tag ganz bewußt natur- und geistgemäß leben. Vermeide alles, was Hast und Unruhe in dein Leben bringt. Übereile nichts, sei aber auch nicht träge. Bringe die Dinge des Tages vor dein inneres Auge, und betrachte sie mit großer Ruhe. Betrachtest du alle Entschlüsse und Aktivitäten mit innerer Ruhe, so wird dein höheres Ich zum Lenker und Leiter deines Lebens.

DONNERSTAG
Tagesmotto: Alle vorangegangenen Übungen
zur Gewohnheit werden lassen

Es ist der Tag der Harmonie und der Erkenntnis des Wesentlichen. Mache heute nichts, was außerhalb deiner Möglichkeiten liegt. Unterlasse aber auch nichts, was sich im Rahmen derselben befindet. Blicke über das Alltägliche, das Augenblickliche hinaus, und setze dir Ziele oder finde Ideale. So kannst du deinen Mitmenschen später um so besser helfen; doch heute bist du dran. Diese Maßnahmen fördern dein Bedürfnis, alles zu verzeihen und alles zu heilen.

FREITAG
Tagesmotto: Das richtige Gedächtnis

Dies ist der Tag des Lernens. Heute sollst du möglichst viel vom Leben lernen. Alles, was an uns vorüberzieht, gibt Anlaß, Erfahrungen zu sammeln, die nützlich sind für unser ganzes Leben. Haben wir einen Fehler gemacht, so bietet uns dies die Gelegenheit, ähnliches später richtig und vollkommen zu machen. Siehst du andere handeln, so beobachte sie zu diesem Zwecke, jedoch weder mit lieblosen Blicken noch urteilend oder wertend, sondern voller Mitgefühl. Erinnere dich dann am Abend an das, was du gelernt hast, und integriere es in dein Leben.

SAMSTAG
Tagesmotto: Die richtige Meinung

An diesem Tag geht es um das reine Denken. Du sollst lernen, in deinen Gedanken nach und nach das Wesentliche vom Unwesentlichen, das Ewige vom Vergänglichen und die Wahrheit von der bloßen Meinung zu unterscheiden. Wenn du anderen Menschen beim Reden zuhörst, versuche, ganz still zu werden in deinem Inneren und auf alle Zustimmung sowie alles abfällige Urteilen und Kritisieren bzw. Ablehnen, auch in Gedanken und Gefühlen, zu verzichten.

SONNTAG

Tagesmotto: Das richtige Urteil, unabhängig von Sympathie und Antipathie

Dies ist der Tag des richtigen Entschlusses. Lerne, allmählich alles unüberlegte Handeln und alles gedankenlose Tun von deiner Seele fernzuhalten. Bist du von der Richtigkeit deines Entschlusses überzeugt, so sollst du auch in innerer Standfestigkeit daran festhalten und dafür eintreten.

MEDITATIONEN

MEDITATIONEN
ZUM SPÜREN DER VERSCHIEDENEN AURASCHICHTEN

Ätherleib
Tiefenentspannung, meditatives Berühren, Gehen, Laufen, Tanzen, Qi Gong, Tai Chi etc.

Emotionalleib
Meditation über inneren Frieden und Harmonie

Mentalleib
Konzentration auf ein Bild, einen Gedanken oder ein Wort, Meditation über das rosa Licht der Liebe oder die Liebe zu etwas Bestimmtem

Astralleib
Meditation über die grenzenlose, kosmische, allumfassende, alles durchdringende Liebe

Ätherleib der immateriellen Ebene
Lauschen auf imaginäre oder reale Töne

Emotionalleib der immateriellen Ebene

Meditation über die eigene Verbindung, die Verschmelzung mit dem Göttlichen

Mentalleib in der immateriellen Ebene

Meditation, z.B. über »*Om mani padme hum*« (O du Kleinod in der Lotusblüte) oder »*Ruhe und Stille vereinen mich mit dem Göttlichen*« oder »*Sei still, und wisse, daß ich Gott bin*«

WEIDENKORB-MEDITATION

Schließe die Augen. Ich möchte dich einladen, mit mir im Geiste einen Waldspaziergang zu machen. Die Luft ist angenehm mild, und du kannst den Duft des Waldes riechen.

In der Ferne sehen wir eine Lichtung. Wir kommen näher und sie breitet sich vor uns aus. Nun zeigt sich, daß die Lichtung an einen großen, wunderschönen Bergsee führt. Während du auf den See zugehst, entdeckst du auf einmal einen schönen, kraftvollen Baum. Neben dem Baum steht ein großer Weidenkorb, und um ihn herum liegen viele kleine weiße Schachteln.

Du setzt dich am Baum nieder und schaust über den See. Er ist so groß, daß du das andere Ufer nicht sehen kannst. Laß deinen Blick ein wenig über das Wasser schweifen, und nimm wahr, was du siehst.

Nun bitte ich dich, eine Situation in deinem Leben zu visualisieren, die mit TRAUER zu tun hat. Stell dir vor, du machst ein Foto von dieser Situation, schaust es dir noch einmal an, nimmst dir eine von den weißen

Schachteln und legst das Foto hinein. Nun schreibe mit einem Stift das Wort TRAUER auf die weiße Schachtel, und lege sie in den Weidenkorb.

Als nächstes bitte ich dich, eine Situation in deinem Leben zu visualisieren, die mit WUT zu tun hat. Mache wieder ein Foto von der Situation, lege es in eine weiße Schachtel, beschrifte sie mit dem Wort WUT, und lege sie ebenfalls in den Weidenkorb.

Mache dies nun auch mit Situationen für ZORN, NEID, ENTTÄUSCHUNG, HASS, DRUCK, EIFERSUCHT, VERTRAUENSMISSBRAUCH, MISSACHTUNG, UNDANKBARKEIT. Anschließend lasse ich dir etwas Zeit, in der du noch Fotos von anderen Situationen in deinem Leben machen kannst, die dich belastet haben. Mach jeweils ein Foto, lege es in eine weiße Schachtel, beschrifte sie mit dem Schlüsselwort, und lege sie in den großen Weidenkorb.

Wenn du alles in den Weidenkorb gelegt hast, dann schreibe bitte das Wort ANGST auf den Korb. Bitte nun deinen Schutzengel oder deine Geisthelfer, den Korb über den See wegzutragen. Blicke ihnen nach, wie sie immer kleiner werden und mit dem Horizont verschmelzen. Schließlich kannst du sie nicht mehr sehen. Schau, wie du dich jetzt fühlst.

Blicke wieder auf den See hinaus. Auf einmal entdeckst du einen kleinen Punkt am Horizont. Er kommt näher, und du erkennst deinen Schutzengel und deine Geisthelfer, die immer noch den großen Weidenkorb tragen. Sie kommen nun an das Ufer, und du siehst, daß auf dem Weidenkorb mit deiner Handschrift das Wort LIEBE geschrieben steht. Sie stellen den Korb vor dich hin, und du siehst die Schachteln beschrieben mit: FREUDE, GELASSENHEIT, GROSSZÜGIGKEIT, VERTRAUEN, ACHTUNG,

DANKBARKEIT und LIEBE sowie weiteren positiven Aufschriften.

Du öffnest die Schachteln, und jede ist voll mit Konfetti aus der positiven Eigenschaft, die auf ihr steht. Du kannst mit vollen Händen zugreifen und im Konfetti baden. Du merkst, daß die Schachteln gar nicht leer werden, im Gegenteil, wie ein Füllhorn füllen sie sich wieder auf, und du kannst verschwenderisch damit umgehen. Genieße dieses Bad, und laß alle, die du einladen möchtest, daran teilhaben.

Dann schließe die Schachteln wieder, nimm den Weidenkorb unter den Arm, und wisse, daß du jederzeit hierher zurückkommen kannst, um die negativen Dinge deines Lebens zu wandeln. Bedanke dich bei deinem Schutzengel und deinen Geisthelfern für die wunderbare Wandlung, die sie für dich gewirkt haben. Nun verlasse den See, den Baum, die Lichtung, und gehe durch den Wald zurück bis zu dem Platz, von dem aus wir losgegangen sind. Wenn du das Gefühl hast, wieder ganz im Hier und Jetzt zu sein, dann streck dich ein wenig, atme noch einmal tief ein und aus, und erst dann öffne die Augen.

MEDITATION ZUR SEELENENTWICKLUNG

Diese Meditation kann dir helfen, einen Zugang oder einen Einblick in dein Innerstes zu finden. Die Bilder und Gefühle, die dabei entstehen, spiegeln den momentanen Zustand deines Inneren wieder. Diese Meditation hilft uns auch, wenn wir mit Patienten arbeiten, die sehr verschlossen sind. Laß dir von ihnen nach der Meditation schildern, was sie gesehen haben.

Schließ die Augen, und stell dir vor, daß du an einem warmen Frühsommerabend einen Spaziergang machst ... Die Luft ist ganz weich und mild ... Bei jedem Atemzug atmest du gute Energie ein und verbrauchte Energie wieder aus ... Spüre die gesunde Frische der Luft, und atme gute Energie ein, verbrauchte Energie wieder aus ... Fühle, wie dein ganzer Körper sich nach und nach anfüllt mit guter, heilender Energie ...

Es ist früher Abend, und die lange, sanfte Dämmerung des Sommerabends hat gerade begonnen ... In weichem Abendlicht läufst du auf einem Weg, der durch blühende Wiesen und wunderschöne Felder führt ... Du atmest gute Energie ein und verbrauchte Energie aus ... Du kannst den Duft des frischen Grases riechen, und du kannst vor deinem inneren Auge ganz deutlich die verschiedenen Blumen und Grashalme sehen. Schau sie dir genau an, vielleicht fällt dir eine Blume ganz besonders auf ...

Dein Weg führt über sanfte Hügel, und allmählich kommst du in eine neue, dir unbekannte, aber sehr angenehme Gegend ... Während du so dahinschlenderst, entdeckst du in der Ferne auf einmal etwas, das wie ein Tor mitten auf dem Weg aussieht ... Du kommst näher, und es ist tatsächlich ein Tor, ein Tor zu deinem Garten. Gehe noch nicht hindurch, sondern schau es dir erst ganz genau an. Vielleicht sieht es aus wie ein Holztor zu einem alten Bauerngarten oder wie ein kunstvoll geschmiedetes Tor, das in den Garten eines vornehmen Schlosses führt. Vielleicht sieht es in deiner Phantasie auch ganz anders aus, aber es ist da, und du kannst es vor deinem inneren Auge ganz deutlich sehen, schau es dir genau an ...

Du weißt, daß der Garten hinter dem Tor dir gehört, es ist der Garten deiner Phantasie, der Garten deines

Inneren ... Du berührst nun das Eingangstor, und es läßt sich ganz leicht öffnen. Fast von allein schwingt es auf, und du betrittst deinen Garten ...

Eine Gestalt kommt dir entgegen, ihr begrüßt euch, und das Wesen sagt dir, daß es dich durch deinen Garten führen wird. Du wirst sicher und geschützt von ihm begleitet ... Du siehst Beete mit üppig wachsenden Pflanzen, und du siehst Stauden, die mit Blüten bedeckt sind ... Genieße diesen Anblick, und denke daran, du atmest frische, gute, gesunde Energie ein und schlechte, verbrauchte Energie aus ...

Du siehst dich um, und auf einmal bemerkst du in einiger Entfernung einen Brunnen. Auf diesen Brunnen gehst du jetzt mit deinem Begleiter zu ... Du hast ein wenig Zeit, am Brunnen zu verweilen. Du kannst tun, was du möchtest. Vielleicht möchtest du einfach am Brunnen sitzen, vielleicht möchtest du aber auch hineinspringen und darin baden oder aus deinem Brunnen trinken. Tu, was du tun möchtest ...

Nun bittet dich dein Begleiter weiterzugehen. Löse dich von deinem Brunnen, und gehe mit ihm weiter. In der Nähe siehst du einige Bäume. Auf einen dieser Bäume gehst du jetzt zu ... Es ist dein eigener Baum, der Baum deines Selbstvertrauens ... Vielleicht ist es ein großer, alter und starker Baum. Vielleicht ist er aber auch noch dünn und biegsam. Schau ihn dir genau an ...

Laß deine Augen den Stamm hinaufwandern und ihn in deiner Phantasie immer kräftiger und dicker werden. In deiner Phantasie ist alles möglich ... Du kannst richtig sehen, wie der Baum wächst – in die Breite und in die Höhe ... Nun wandere mit deinen Augen den Stamm hinauf, bis du die Äste und die Baumkrone sehen kannst. Schau sie dir genau an ...

Nun sieh auf die Wurzeln deines Baums. Sieh, wie sie

kräftig im Erdreich sitzen und dich mit Wasser, mit Leben versorgen ... Nun schau wieder auf deine Äste. Deine Phantasie kann die Äste wachsen lassen, und wo bisher vielleicht nur einige zarte Zweige waren, da wird dein Baum immer stärker. Er treibt neue und immer neue Äste, erst ganz zarte und dann immer kräftiger werdende, bis der Baum so groß und kräftig ist, wie er dir gefällt ...

Freue dich über diesen gesunden und starken Baum, erfreue deine Augen am saftigen und gesunden Grün seiner Blätter ... Wenn du genau hinsiehst, kannst du vielleicht sogar Blüten entdecken, in einer Form und Farbe, die deine Phantasie erschaffen hat. Vielleicht siehst du auch Früchte und Tiere. Schau genau hin, und entdecke, was alles lebt in deinem Baum ...

Setze dich nun an den Fuß deines Baumes, und lehne dich mit dem Rücken an ihn ... Je länger du dort sitzt, desto mehr von seiner Gesundheit, Stärke und Kraft, gehen auf dich über (diesen Satz 3mal wiederholen) ...

Jetzt kannst du in deinem Geiste Menschen einladen, die du lieb hast, damit sie auch hierher kommen, sich mit dir an deinen Baum setzen. Schau mal, wer da kommt ...

Nun lade Personen ein, die du nicht so gern hast oder mit denen noch irgendwas im Argen ist. Bitte auch Menschen an deinen Baum, die dich verletzt haben oder die du verletzt hast. Lade sie ein, hier zu sitzen, an diesem Ort des Verzeihens und der inneren Heilung, alles zu vergeben und alles zu harmonisieren. Schau mal, wer jetzt kommt ... Je länger ihr am Fuße des Baumes sitzt, desto mehr von seiner Gesundheit, Stärke und Kraft, gehen auf euch über (3mal wiederholen) ...

Das Gefühl der Stärke und des Selbstvertrauens bewahrst du für diesen Tag und für jede Gelegenheit auf, zu der du es brauchen wirst (3mal wiederholen) ... Nun wird es Zeit, dich von deinem Baum und den anderen zu verabschieden. Umarme sie und besonders deinen Baum, und laß dich von deinem Begleiter zurückführen, durch deinen Garten, bis zu dem Tor, durch das du gekommen bist. Wenn ihr dort angekommen seid, verabschiedet ihr euch voneinander, und vielleicht gibt er dir noch ein Geschenk mit auf den Weg ...

Du trittst durch das Tor und weißt, daß du jederzeit hierher zurückkehren kannst ... Du kommst zunächst wieder in die dir unbekannte, aber sehr angenehme Gegend ... dann durch die dir bekanntere Gegend, bis du wieder ganz hier, am Ausgangspunkt, angekommen bist. Atme noch einmal tief ein und aus, strecke dich ein wenig, und erst dann öffne die Augen.

AFFIRMATIONEN

FÜR MEHR SELBSTLIEBE

- Ich erkenne, daß alle meine Fehler etwas Positives sind und mich weitergebracht haben. Ich liebe mich für diese Erkenntnis.
- Ich bin wertvoll, einfach nur, weil Gott mich erschaffen hat, und unabhängig von allen Bewertungen. Ich liebe mich.
- Mein Selbstwert ist vollkommen unabhängig von meinen Fehlern oder meinen Erfolgen. Ich liebe mich.
- Ich weiß, daß ich wertvoll bin, auch wenn ich manche Lektionen meines Lebens noch nicht verstanden habe. Ich liebe mich.
- Ich anerkenne, daß alle Lektionen meines Lebens wertvoll waren und mich reich machen. Ich liebe mich.
- Ich halte mir meine Vergangenheit nicht länger vor und freue mich auf eine freie und glückliche Zukunft. Ich liebe mich.
- Ich erkenne mich selbst an und brauche, um glücklich zu sein, die Anerkennung der anderen nicht mehr. Ich liebe mich.
- Ich sehe, daß alles, was im Leben geschieht, eine Möglichkeit zum Lernen und zum Wachsen ist. Ich liebe mich.
- Ich bin der Entscheidungsträger, das Bewußtsein und das feinstoffliche Wesen, das bedingungslose Liebe verdient.
- Ich schenke mir selbst bedingungslose Liebe.
- Zukünftig bin ich der Meister meines Lebens. Ich bin mein bester Freund, anstatt mein ärgster Feind zu sein. Ich liebe mich.
- Gott liebt mich bedingungslos, ich wähle von heute an, es genauso zu tun.
- Ich bin ebenso wertvoll wie die anderen Menschen auf dieser Welt. Ich liebe sie und mich.

- Nur das falsche Denken meines alten Ego war verantwortlich für meine mangelnde Selbstliebe. Das ist jetzt erlöst. Ich liebe mich.
- Meine starren Strukturen löse ich auf und ersetze sie durch Selbstliebe.
- Ich erkenne jetzt an, daß alle Wesen und ich Liebe verdienen. Ich liebe sie und mich.
- Ich vergebe mir und anderen, was bis zu diesem Zeitpunkt gewesen ist. Ich erkenne an und verspreche mir selbst, mich von heute an achtsam und in gesunder Aufmerksamkeit, nicht in egoistischer Weise, sondern eher in spiritueller Weise zu betrachten. Ich liebe mich.
- Ich begreife, daß ich mir meine Realität ständig durch meine Gedanken und Taten selbst schaffe. Ich schaffe mir von heute an einen positiven, himmlischen Bewußtseinszustand. Ich liebe mich.
- Es gibt keine Schuld, sondern nur Verantwortlichkeiten, die mich lehren und nähren, um dem Ziel meiner Vervollkommnung ein Stück näher zu kommen. Ich liebe mich.
- Alles, was Gott erschaffen hat, ist liebenswert und wertvoll.
- Ich löse mich von meinem falschen Ego und kehre zurück zu der Übereinstimmung mit meinen spirituellen Fähigkeiten und meinem Selbst. Ich liebe mich.

ZUM SCHUTZ DER EMOTIONEN

- Ich bin unangreifbar für die negativen Energien, die auf mich projiziert werden. Die negative Energie perlt an mir ab wie von dem Gefieder eines Schwans.
- Ich selbst bin die Keimzelle meiner Emotionen, nicht die anderen. Ich gebe den anderen nicht mehr die Macht über mich. Ihre negative Energie prallt an mir ab.

- Ich bin offen für Kritik und höre, was man mir sagt. Ich lasse jedoch nur das in mein Gefühl eindringen, was ich selbst wähle.

FÜR PERSÖNLICHE ENTWICKLUNG

- Ich bin selbst die Kraft, der Herr und die Keimzelle meiner Eigenschaften, meiner Emotionen und meiner Taten.
- Ich bin stark, gutmütig und in vollkommener Harmonie mit mir selbst.
- Ich bin in Einheit mit aller Schöpfung.
- Ich stelle mich meinen Aufgaben, aber stelle keine Bedingungen, damit ich vertraue.
- Ich bin stark und entschlossen in allem, was ich tue.
- Ich bin Herr über die Energien, die ich im Dienste meiner Bestimmung benötige und die meine liebevollen Aufgaben in diesem Leben unterstützen.
- Mein Unterbewußtsein ist mein Freund und Helfer. Ich höre auf seine Weisung, die ich auch als Intuition wahrnehme.
- Ich bin der Mittelpunkt meines Selbstbewußtseins und meines Willens, mit der Fähigkeit, die Energien zu lenken, wie ich sie benötige.
- Ich bin stark, in mir ruhend und liebevoll und erlaube nichts und niemandem, mich in diesem Gleichgewicht zu erschüttern.
- Ich ruhe in meiner Mitte und finde dort die Kraft, die mich überall in meinem Leben trägt und lenkt.

AUTOSUGGESTIONEN

SELBSTVERTRAUEN

Ich bin in meinem Innern ganz ruhig. Ich empfinde Harmonie und fühle mich wohl. Der Blick meiner Augen ist stark und gesund, und meine Reaktionen sind schnell und sicher. Meine Zellen sind durchströmt von der universellen Lebensenergie und der Kraft meines Unterbewußtseins. Ich bin stark und gesund in meinem Beruf und meinem Privatleben. Ich kann mich immer und jederzeit auf mich verlassen. Ich ruhe sicher und geborgen im Hier und Jetzt sowie in der Gemeinschaft mit meiner Umwelt. Ich bin ein wertvolles und wichtiges Mitglied in der großen allumfassenden Gemeinschaft.

WEG AUS DER UNSELBSTÄNDIGKEIT

Ich fühle Ruhe und tiefen inneren Frieden. Mein starkes Unterbewußtsein gibt mir die Sicherheit, daß ich alles, was im Leben auf mich zukommt, verstehen kann. Wenn nicht sofort, dann in einiger Zeit. Alles, was ich erlebe, dient der Vervollkommnung und dem harmonischen Zusammenleben mit allen Geschöpfen. Mit Freude kümmere ich mich um meine Aufgaben. In der Schule oder an meinem Arbeitsplatz bin ich ruhig, aufmerksam und konzentriert. Das ständig zunehmende Wissen läßt mich wachsen und macht mich stark und erfolgreich in der Zukunft. Ich bin geborgen in der Gemeinschaft mit meinen Kollegen, Freunden und Lehrern. Aus der Sicherheit meiner inneren Mitte heraus kann ich mich gegenüber anderen ganz offen und frei geben. Diese werden mir genauso frei, freundlich und hilfsbereit begegnen. In meinem Inneren und meinem Äußeren herrscht vollkommene Harmonie. Aus dieser wunderbaren Harmonie heraus denke ich ganz klar und frei, und alle Aufgaben, die mir gestellt werden, löse ich leicht und sicher. In mir lebt die tiefe Liebe zu meinen Eltern und Freunden, die auch von ihnen wieder zu mir zurückströmt. Ich fühle mich sicher, wohl und geborgen.

BEI UNRUHE ODER SCHULDGEFÜHLEN

Ich fühle Ruhe in mir. Ich fühle Harmonie, die alle meine Zellen durchströmt und mein ganzes Wesen bestimmt. Ich ruhe in mir selbst und spüre die alles bestimmende Harmonie in meinem Sein. Ich fühle in mir Kraft und vollkommene Harmonie.
Mein Kopf ist leicht und frei und klar. Wenn ich mich zum Schlafen hinlege, fallen alle störenden Gedanken von mir ab. Ich bin durchzogen von vollkommener Ruhe und vollkommenem Frieden. Ich schlafe sofort ein und bis zum Morgen durch. Wenn ich erwache, fühle ich mich erfrischt, stark und frei.
Ich fühle mich geborgen in der unerschöpflichen Quelle meiner geistigen Energie. Mein Körper arbeitet ruhig, frei und harmonisch, in jeder Zelle. Ich bin frei und völlig entspannt. Alle äußeren Dinge sind unwich-

tig, ich schlafe sofort in Ruhe und Losgelöstheit ein. Die ganze Nacht über schlafe ich tief und fest. Mein Schlaf ist wunderbar erholsam, und ich erwache am Morgen erfrischt, stark und frei.

Das Gefühl der Harmonie und der Ausgeglichenheit bleibt mir für den ganzen Tag. Ein neuer und wundervoller Tag liegt vor mir. Ich freue mich auf ihn und weiß, daß es der schönste Tag meines Lebens werden kann. Ich freue mich auf alles, was mir an diesem Tag begegnet. Ich beginne diesen Tag voller positiver Energie mir und anderen gegenüber. Alles, was ich tue, wird von meinem positiven Innern geleitet. Ich ruhe in mir und im Hier und Jetzt. Die Weisheit meines Unbewußten lenkt und leitet mein Leben. Ich bin zum Erfolg geboren. Das Leben liegt vor mir wie eine wunderschöne Blumenwiese, die von der Sonne erhellt wird. In mir lebt vollkommene Harmonie.

FÜR DEN NEUEN TAG

Ich erwache für einen schönen neuen Tag. Ich kann heute alle meine positiven Kräfte entfalten. Ich nehme aus meinem Umfeld alles Positive und Lichtspendende auf. Ich freue mich auf das, was ich heute zu tun habe. Es gelingt mir, alles aus der Kraft der vollkommenen Harmonie heraus zum Wohle aller zu verrichten. Ich ruhe in dieser Kraft, und sie bleibt mir den ganzen Tag erhalten.

FÜR GESUNDHEIT IN KÖRPER UND GEIST

Ich fühle mich im Innen wie im Außen stark und frei. Die tiefe Weisheit meines Unterbewußtseins läßt mir in jedem Augenblick meines täglichen Lebens Kraft und Wissen zukommen. Alles, was an Problemen aus meiner Umwelt auf mich zukommt, kann ich aus meiner inneren Kraft heraus zu meinem eigenen Wohle und dem der anderen lösen. Vollkommene Ruhe und Harmonie aus der inneren Quelle meiner Existenz schützen und stärken mich heute und allezeit. Ich fühle Liebe und Harmonie für mich und die ganze Schöpfung. Meine innere Stimme lenkt mein Handeln zu meinem Besten und führt mich sicher auf meinem Weg. Ich liebe alle Mitgeschöpfe und erfahre auch von ihnen die gleiche Achtung und Zuwendung. In mir und um mich ist vollkommene Harmonie. Ich habe Erfolg in allem, was ich tue, denn auch wenn ich Umwege gehe, lerne ich auf diesen Neues, und sie machen mich reich.

Ich werde von der höchsten göttlichen Kraft zu meinem Wohl geleitet. Aus mir heraus leuchtet das ewige Licht der göttlichen, unerschöpflichen Lebenskraft. Gottes Hand schützt mich heute und zu jeder Zeit. Ich bin gesund und frei, ich bin durchdrungen von positiver Lebensenergie, die alles Dunkle und alles Einengende aus meinem Körper und meinem Geist vertreibt. Alle Wünsche, zu denen meine innere Stimme ja sagt, tragen den Segen der höchsten Macht. Meine innere Stimme rät mir immer zu meinem Besten. Ich fühle Liebe und Harmonie. Ich bin gesund, und alle Organe, Muskeln, Gelenke und alle meine Zellen wirken harmonisch mit- und füreinander. Ich spüre vollkommene Harmonie, die mich durchströmt und mich gesund erhält. Die göttliche Liebe nährt meine Seele, der göttliche Frieden meinen Geist, und die göttliche Weisheit bestimmt mein Handeln. Frieden und guten Willen strahle ich auf alles aus, was mit mir in Kontakt kommt. Liebe durchströmt mich, und Liebe strahle ich aus, auf alle meine Mitgeschöpfe. Licht und Liebe wirken in meinem Denken und Handeln.

GEGEN ÄNGSTE, DEPRESSIVE VERSTIMMUNGEN UND MINDERWERTIGKEITSGEFÜHLE

Ich trage Ruhe in mir, und vollkommene Harmonie durchströmt jede Zelle meines Körpers. Körper und Geist schwingen in Harmonie und Ausgeglichenheit miteinander. Lichtvolle, positive Energie durchströmt meinen Körper. Im Kopf bin ich frei, und meine Gedanken sind klar. Der Schlag meines Herzens ist ruhig und gleichmäßig. Störende Gedanken fallen ganz von allein von mir ab, und ich fühle mich immer wohler in der Ruhe meines Inneren. Ich bin gesund, stark, frei und klar. Ich spüre Kraft und Sicherheit. Alles kommt aus meinem Inneren. Ich trete offen und frei in die Welt hinaus und auf andere zu. Ich kann ihnen frei und offen in die Augen schauen. Ich kann mit ihnen fühlen und sie so sehen, wie sie sind. Ich spüre die feste Basis, auf der ich mich sicher und frei fühle. Ich bin voller Selbstvertrauen. Alle Kraft gründet in mir selbst. In allen Lebenssituationen ruhe ich voller Vertrauen in mir selbst. Die Geistige Welt führt und leitet meine Wege. Ich bin voller Selbstvertrauen und erfolgreich in allem, was ich tue. Umwege und Schwierigkeiten lehren mich und machen mich reicher. Ich bin gerne in Kontakt mit anderen Menschen. Alle Aufgaben, die sich mir stellen, fallen mir leicht, weil ich sie aus meiner inneren Ruhe und Kraft heraus löse. Ich bin frei und sicher. Meine Gedanken sind leicht und frei. Mein ganzer Kopf ist leicht und frei. Meine Mitte gibt mir Ruhe und Freiheit. Harmonie bestimmt mein ganzes Sein.

GEGEN DAS RAUCHEN

Diese Autosuggestion kann man gegen alle Suchtstoffe durchführen. Schreib sie entsprechend deinem Problem um.

Ich fühle in meinem Inneren tiefe Ruhe und Frieden. Vollkommene Harmonie erfüllen meinen Körper, meinen Geist und meine Seele.
Zigaretten sind für mein Leben unwichtig geworden. Das Rauchen stört die Harmonie in meinem Inneren. Qualm und Nikotingeruch beleidigen meine Geruchsempfindung. Es stinkt, und mir wird davon übel. Der Rauch schwächt meine Kräfte. Alle Tabakwaren machen mir ein übles Gefühl, schon wenn ich daran denke. Rauchen ist für mich uninteressant, und ich bin losgelöst von dieser Sklaverei. Ich rauche nie mehr. Ich fühle mich unsagbar wohl in meiner inneren Ruhe und Harmonie. Meine Lunge wird mit jedem Tag rosiger und freier. Mein Atem ist frisch, und mein Mund riecht nicht länger wie ein Aschenbecher. Der Gedanke an Rauch in meinem Mund ist geradezu widerwärtig. Ich bin ohne das Rauchen ausgeglichen, und dies ist mir wichtiger als die Zigaretten. Tabak ist mir völ-

lig gleichgültig. Ich bin frei, stark, klar und gesund. Ich fühle eine große Befriedigung, wenn ich die frische, unverbrauchte und unverpestete Luft in meine Lungen einströmen lasse. Tabakqualm ist eklig und widerlich. Allein wenn ich ans Rauchen denke, wird mir schon schlecht. Ich rauche ab diesem Moment nicht mehr. Mein Magen dreht sich um, und ich beginne zu würgen, wenn ich eine Zigarette nur zu meinem Mund führe. Das Rauchen ist mir zutiefst zuwider.

Ich bin glücklich und zufrieden, daß nichts mehr meine Harmonie und Ausgeglichenheit, mein Wohlgefühl und mein Leben ins Ungleichgewicht bringen kann. Mit jedem neuen Tag, an dem ich rauchfrei bin, geht es mir besser. Ich bin glücklich und zufrieden und lebe in der vollkommenen Harmonie mit der ganzen Schöpfung.

KAPITEL 12

FALLBEISPIELE – PATIENTENBERICHTE

Die folgenden Berichte stammen aus meiner eigenen Praxis und sind dort dokumentiert.

Patientin, 59 Jahre, Brustkrebsrezidiv, Metastasen in der Wirbelsäule:
Nach 6 Behandlungen, über den Zeitraum eines Jahres (1996) verteilt, alles verschwunden. Das ist bis heute (2005) so geblieben.

Patientin Renate Esser, Bonn, 38 Jahre, Pankreaskarzinom (Bauchspeicheldrüse):
»Im Februar 2000 bekam ich die Diagnose Bauchspeicheldrüsenkrebs. Ich ging in die Bonner Robert-Janker-Klinik. Dort sagte mir Dr. J.: ›Sie haben Bauchspeicheldrüsenkrebs, die Werte sind sehr schlecht. Wir beginnen bei Ihnen direkt mit der Bestrahlung und der Chemo ...‹ Bis Juli 2000 wurde ich außer samstags und sonntags fast täglich auf die genannte Weise therapiert. Im Juli erhielt ich von Dr. J. die Aussage: ›Frau Esser, ich kann nichts mehr für Sie tun. Sie haben nicht mehr lange. Kommen Sie im Oktober zur stationären Schmerztherapie in die Klinik.‹ Die Behandlung wurde jedoch noch bis August weitergeführt. Im September hörte ich von Aldo Berti. Am 13. September war ich zur ersten Sitzung bei ihm. Es folgte eine am 14. und eine am 15. September. Da ich finanziell in Schwierigkeiten war, behandelte Aldo Berti mich kostenlos. Ein paar Tage nach diesen Behandlungen hatte ich sehr starke Darmtätigkeit, mein Bauch schmerzte, und es gab merkwürdige ›Huckel‹ auf meinem Bauch, die sich bewegten. Als ich dann auf der Toilette war, ging dort etwas mit dem Stuhl ab, das nicht wie Stuhl aussah. Es war wie eine kleine Tomate

mit ›Knubbeln‹ daran. Dies geschah noch zwei weitere Male. Ich rief Herrn Berti an, und er sagte mir, ich solle mich noch mal untersuchen lassen, es könne sein, daß der Tumor abgegangen sei. Dies tat ich dann auch bei Dr. B. in Bad Münstereifel. Er machte eine Ultraschall-Untersuchung und nahm mir Blut ab. Beide Ergebnisse waren ohne Befund! Vom Krebs keine Spur mehr! Dr. B. überwies mich zum Radiologen Dr. E. in Bonn-Bad Godesberg. Dort machte man ein CT und ein Knochenszintigramm mit dem Ergebnis: keine Metastasen, kein Tumor mehr nachweisbar. Meine Haare, die etwa seit Mai ausgefallen waren, wachsen seit der ersten Behandlung bei Aldo Berti wieder ...«

Der mir dazu vorliegende Befund von Dr. E., Radiologe:
Die Untersuchung erfolgt nach KM mit Früh- und Spätaufnahmen. Zustand nach Chemotherapie. Pankreas-Neoplasie. Die miterfaßten unteren Lungenpartien stellen sich unauffällig dar. Die Leber zeigt ein im wesentlichen gleichmäßiges Parenchymmuster. Herdförmige metastasen-verdächtige Bezirke sind im CT nicht sicher erkennbar. Milz unauffällig. Beide Nieren nach Lage, Form und Größe regelgerecht. Aorta abdominalis glatt begrenzt. Im Unterbauch sieht man eine prall gefüllte Harnblase. Cystische Veränderungen in Projektion auf das rechte Ovar. Kein Ascites. Knöcherne Strukturen, soweit im CT abgrenzbar, im wesentlichen regelgerecht. Skelett-Szintigrafie: o.B.

Patient, 40 Jahre, Sigmakarzinom:
»Heute möchte ich mich noch mal recht herzlich bei Ihnen bedanken. Die Behandlungen bei Ihnen haben, für die Schulmedizin unerklärlich, die Metastasen auf der Leber beseitigt ... Die Tatsache, daß wir [er und seine Frau, Anm. d. Autors] Ihre Praxis jedesmal voller Optimismus verlassen haben, hat uns sehr in unserem Kampf gegen diese Krankheit geholfen. Vielen Dank für diese Fürsorge!!!«

Patient, 79 Jahre, Darmkrebs mit Lebermetastasen:
»... nach wenigen Behandlungen erstmals ein Stillstand und keine neuen Metastasen. Der Professor hat mich gefragt: Herr D. was haben Sie gemacht?«

Patient, 65 Jahre, follikuläres Lymphom im Stadium IV, klinischer Befund nach ca. 10 Behandlungen:
»... das gesamte Befinden sehr gut. Normale körperliche Leistungsfähigkeit; es liegen keine B-Symptome vor. Der klinische Befund läßt keine peripher vergrößerten Lymphknoten erkennen ... im der abdominellen Computertomographie zeigen sich im Mesenterium ›kleine Lymphknoten‹; gegenüber 2002 wird erfreulicherweise eine Verringerung konstatiert. Röntgenaufnahme des Thorax unauffällig. Zusammenfassung: ... das Computertomogramm weist ja erfreulicherweise sogar auf einen möglichen Rückgang hin.«

Praxis Dr. Wolfgang Kufahl, Uelzen:
»Bei der Prognose-Messung handelt es sich um eine Messung der Energie auf den Meridianen. Seit 1½ Jahren führe ich diese Messungen bei Patienten mit den unterschiedlichsten Beschwerdebildern durch. Bei den von Herrn Aldo Berti behandelten Patienten zeigte sich nach seinen Energieübertragungen ein verändertes Energieprofil. Dieses äußert sich besonders im Ausgleich der Yin-Yang-Harmonie, dem Energiegleichgewicht zwischen den linken und rechten Meridianen und dem Ausgleich der oberen zu den unteren Meridianen.«

Patientin, 55 Jahre, Lehrerin, schwere Bronchitis, die nach schulmedizinischer Antibiotika-Behandlung nicht abklang, kompletter Stimmverlust:
»... wenn ich es nicht am eigenen Leibe erfahren hätte, ich hätte nicht geglaubt, daß so etwas möglich ist. Eine intensive Wärme und Energie durchströmte meinen Körper überall dort, wo Aldo

Bertis Hände über mir schwebten. Am Kopf spürte ich nicht nur Wärme, sondern auch ein Kribbeln, als ob leichte Stromstöße durch meinen Körper fuhren. Mein Sohn sprach mich Stunden nach der Behandlung an: ›Mutti, du vibrierst ja richtig!‹ Nach kurzer Zeit war meine Stimme schlagartig wieder da, und nach drei Tagen waren auch meine Hustenanfälle verschwunden. Ich bin zwar nach diesen Ereignissen noch längst kein gläubiger Mensch geworden, aber ich weiß jetzt, daß es Dinge gibt, die man allein mit Vernunft und Logik nicht erklären kann.«

Patient, 63 Jahre, Lungenkrebs:
»Lieber Herr Berti, ich danke Ihnen für Ihre Behandlung und möchte Ihnen einen kleinen Bericht zukommen lassen. Ich habe Sie in der Sendung Fliege gesehen. Mein erster Termin bei Ihnen war am 26.9.2002. Seit 2000 habe ich Lungenkrebs, und nach OP und 2 Chemotherapien trat keine Besserung ein, sondern eine zunehmende Verschlechterung ... Ich habe 4 Behandlungen bei Ihnen genossen. Der Erfolg war, daß ich seitdem wieder gut schlafen kann. Am 17.12.2002 war eine große Untersuchung mit CT und Röntgen im Krankenhaus Großhansdorf, da stellte man einen Stillstand und sogar einen leichten Rückgang fest ... Ich bedanke mich recht herzlich für Ihre Hilfe ...«

Patientin, 72 Jahre. Klinischer Befund, Marienhospital Stuttgart, der Knochenmetastasen nach drei Behandlungen:
»Nachweis von multiplen Knochenmetastasen im Bereich des Beckenskeletts, die aber eine deutliche Sklerosierung zeigen und derzeit nicht aktiv sind. Zunehmende Sklerosierung der bekannten Metastasen im Bereich von BWK 4, BWK 7 und LWK 2. Abnehmende Signalintensität der Metastasen in der STIR-Wichtung, insgesamt somit deutliche Befundbesserung und derzeit keine aktiven Metastasen.«

Patientin, 42 Jahre, Brustkrebs, Lebermetastasen, Gehirnmetastasen:
»Sehr geehrter Herr Berti, nachfolgend möchte ich Ihnen meinen Krankheitsverlauf mitteilen: Juli 2002 Lebermetastasen, kurze Zeit später Gehirnmetastasen. November 2002 deutlich rückläufige Lebermetastasen. Diesen Erfolg nach nur 4 Anwendungen bei Ihnen. Nochmals vielen herzlichen Dank dafür.«

Patientin, 67 Jahre, Brustkrebs, Leber- und Knochenmetastasen, klinischer Befund:
»... die beiden Rippenherde rechts an der Knorpel-Knochen-Grenze der vierten und fünften Rippe haben sich im Vergleich zur Voruntersuchung vollständig zurückgebildet, Rippenherde sind jetzt auch sonst nicht erkennbar ..., so daß hier die traumatische Genese bestätigt ist.«

Patient, 64 Jahre, PSA-Wert zu hoch (Verdacht auf Prostatakarzinom):
»Lieber Herr Berti, auf Wunsch teile ich Ihnen den Ablauf meiner Erkrankung mit: Mitte Juni 2002 routinemäßige Urin- und Blutuntersuchung. Ergebnis: Harnwegsinfekt und zu hoher PSA-Wert. Mitte Juli Harnwegsinfekt geheilt, PSA-Wert noch höher. 16. Juli Gespräch mit Ihnen. Nach 6 Behandlungen vom 17. Juli bis 21. August am 22. August Gewebeentnahme Prostata. 28. August Gewebeproben ohne Befund, PSA-Wert normal. In Dankbarkeit grüßt Sie ...«

Patientin, 67 Jahre, Aortenaneurysma:
»Lieber Herr Berti, ... deswegen schreibe ich Ihnen heute: Das Aortenaneurysma war bei der letzten Sonographie im Krankenhaus Rissen nicht mehr sichtbar. Meine Herzmittel wurden erneut um die Hälfte reduziert ...«

Patient, 82 Jahre [es schreibt seine Tochter]:
»... seine Blutwerte wurden entnommen. Nach einer Woche hat-

ten diese sich verbessert. Den Ärzten ist es ein Rätsel, denn er kann angeblich keine roten Blutkörperchen mehr bilden. Er sagt, er fühle sich prima und sein drittes Leben habe angefangen: frei im Kopf und in den Bronchien. Es geht ihm besser als je zuvor!!?? Vielen lieben Dank ...«

Patient, 59 Jahre, Lehrer, starke Schmerzen im ganzen Körper:
»Ich fühle mich fast wie neugeboren, ich spüre meinen Körper und kann aufrecht stehen, ohne mich zu krümmen. Meine Füße sind lebendig und schmerzen seit der Behandlung vor einigen Wochen nicht mehr. Meine Bronchitis oder zumindest der Schleim auf den Bronchien ist weg, und auch die Nase ist frei. Auch meine Knie fühlen sich wieder normal und schmerzfrei an, nur der Zucker ist noch hoch ...«

Patientin, 56 Jahre, Angst und Panikattacken:
»... schon nach wenigen Behandlungen waren die Probleme abgeschwächt bzw. fast weg, daß ich mich gewundert habe. Ich ging über Fußböden, die ich nicht kannte, oder fremde Treppen bzw. U-Bahnhöfe. Ich hatte kaum noch Probleme damit. Nach weiteren Behandlungen wurde es immer besser. Auch mit der Dunkelheit habe ich mich auseinandergesetzt. Nur der Schnee gefällt mir immer noch nicht. Selbst das Hinabsehen vom 7. Stock eines Balkons macht mir nichts mehr aus. Auch die Angst vor der Leiter habe ich nach neuesten Erfahrungen wohl überwunden. Viel Erfolg weiterhin in Ihrem Bestreben, Menschen zu helfen ...«

Patient, 10 Jahre, Warzen. Sein Vater, Dr. O.G. aus Hamburg, schreibt:
»Sehr geehrter Herr Berti, es ist meiner Frau und mir ein großes Bedürfnis, Ihnen von ganzem Herzen dafür zu danken, daß Sie bei unserem zehnjährigen Kind dank Ihrer Fähigkeiten das unmöglich Erscheinende möglich gemacht haben, nämlich es binnen weniger Tage zu heilen. Seine vermutlich aus einem Schwimmbad

stammenden Warzen sind vollständig verschwunden. Wiederholt hatten wir zuvor über einen längeren Zeitraum namhafte Dermatologen in Hamburg aufgesucht, deren Bemühungen leider nicht den erwünschten Erfolg hatten. Zudem waren die z.T. chirurgischen Maßnahmen für unseren Sohn bisweilen doch schmerzhaft und die erforderlichen Ausheilungsphasen für ihn recht lang. Außerdem kam es immer wieder zu Rezidiven, während Robert nunmehr über ein halbes Jahr völlig gesund geblieben ist. Nochmals unseren herzlichen Dank ...«

Ärztliches Attest von Frau Dr. E. Gabka-Heß, Berlin, vom 23.6.2000: Karl-Heinz T., geb. im Februar 1938
»O.g. Patient litt seit Dezember 1997 an einer täglichen eitrigen Sekretion aus der Nase, begleitet von erheblichem Kopfdruck. Im Juni 1998 stellte er sich erstmals bei mir vor. Das Computertomogramm der Nebenhöhle zeigte eine polypöse Schleimhautschwellung der Kiefer-, Siebbeinzell- und Stirnhöhlen bds. Schulmedizinisch hätte man jetzt sofort operieren und den Patienten mit Cortison behandeln können. Der Patient wünschte jedoch vorerst eine homöopathisch-anthroposophische Behandlung. Unter dieser Therapie kam es vorerst zur Besserung der Beschwerden, die aber nicht bleibend war, so daß eine Akupunktur- und eine Bioresonanztherapie angeschlossen wurden. Bei Wiederholung des CT im Oktober 1998 ließ sich eine deutliche Besserung der polypösen Schleimhautwucherungen feststellen. Im Winter kam es jedoch zu einem erheblichen Rückfall der Symptome, so daß sich der Patient für die OP entschloß, die im März 1999 durchgeführt wurde. Obwohl der Operateur die OP gewissenhaft durchführte (Pansinusitisoperation), kam es noch während des stationären Aufenthalts erneut zu eitriger Sekretion, die trotz Antibiotika und Cortison anhielt. Nach Entlassung wurde die homöopathische Behandlung, kombiniert mit der Bioresonanztherapie, fortgesetzt (bis Sept. 99). Nun zeigte sich kein Erfolg mehr. In dieser Situation war der sehr nüchtern und praktisch

denkende Patient bereit, zu dem Geistheiler Aldo Berti zu gehen. Schon nach der ersten Sitzung im April 2000 gingen der eitrige Sekretfluß aus der Nase und die Kopfschmerzen um die Hälfte zurück. Nach zwei weiteren Behandlungen waren die Beschwerden völlig verschwunden.«

Patientin Gabi Schneider, Hamburg, 35 Jahre, Hexenschuß:
»... weder ABC-Pflaster noch andere gezielte Anwendungen brachten Linderung. Bereits während Ihrer Behandlung spürte ich ein Lösen der Verkrampfung im unteren Rückenbereich und wie die Schwere aus den Beinen wich. Außerdem nahm ich einen wahren Energieschub wahr, und es stellte sich ein angenehmes und entspanntes Gefühl ein. Am nächsten Morgen war ich völlig beschwerdefrei. Herzlichen Dank ...«

Attest Dr. E. Gabka-Heß, Berlin, vom 15.11.1999:
»Im Februar 99 stellte sich eine Patientin, Anfang Vierzig, selber Ärztin, bei mir vor. Sie berichtete, daß ihre Ohren seit längerer Zeit jucken und sezernieren würden. Sie war schon bei mehreren Ärzten gewesen, die mit Antibiotika und Corticoiden nur kurzfristige Erfolge gehabt hatten. Bei der Ohrmikroskopie sah ich durch eitriges Sekret völlig aufgeweichte Gehörorgane und entzündete Trommelfelle. Das Sekret war dickflüssig weiß und hatte die Haut vollständig mazeriert. Der Abstrich ergab Candida. Die Patientin wurde sowohl systemisch als auch lokal antimykotisch behandelt und zweimal wöchentlich zur Ohrpflege einbestellt. Außerdem begann sie eine ›Pilzdiät‹. Diese Therapie wurde drei Monate durchgeführt, leider nur mit wechselndem Erfolg, d.h., die Ohren beruhigten sich etwas, hörten aber nie vollständig auf auszulaufen. Sowohl die Patientin als auch ich als Ärztin waren nicht zufrieden mit dem Ergebnis. Im Oktober d.J. stellte sich die Patientin nach einer längeren Pause wieder bei mir vor. Ihre Ohren waren zu meinem größten Erstaunen abgeheilt. Die Trommelfelle waren spiegelnd intakt, die Gehörgangshaut hatte

sich regeneriert. Auf die Frage, welche Wunderdroge zu ihrer Heilung beigetragen habe, antwortete sie mir, daß sie eine Heilsitzung bei Aldo Berti gehabt habe.«

Dr. med. W. B., Bonn:
»Ich habe Aldo Berti im April 1997 kennengelernt. Seit diesem Treffen bin ich etwa 6mal mit ihm zusammengetroffen, obwohl ich dafür jeweils einen Tag freinehmen und die 500 km von Bonn nach Hamburg und wieder zurückfahren mußte. Er hat mich durch sehr tiefe Meditationen geführt. In diesen Meditationen kam ich mir selbst und meiner Vergangenheit näher als jemals zuvor, wodurch ich von einer seit langen Jahren bestehenden Problematik meiner persönlichen Identität geheilt wurde. Ich bin beruflich als Arzt überwiegend mit Schmerzpatienten befaßt. In den Meditationen mit Aldo Berti wurden mir neue Wege gezeigt, mit Heilmethoden außerhalb der von mir zuvor praktizierten Schulmedizin zu arbeiten, was ich inzwischen täglich anwende.«

Wain Farrants, geb. am 14.5.1948, Sherling School, England, Non-Hodgin-Lymphom, nach 5 Behandlungen im Januar 1998:
(Deutsche Übersetzung des englischen Originals)
»Lieber Aldo Berti, am 12. Februar hatte ich meine CT-Untersuchung, und heute, am 19.3.1998, hat mir mein Arzt vom Krankenhaus Bescheid gegeben: Ich bin frei von Krebs, habe keine geschwollenen Lymphdrüsen mehr, nur das geschwollene Drüsengewebe ist noch etwas geschwächt ... Ich bin sehr dankbar für Dein Heilen. Danke, daß Du mich in Deinen Gedanken und Gebeten behältst.«

Patientin, Dr. med., 60 Jahre, Marburg, Polyarthritis, vom 3.1.1998:
»Die Hilfe meiner allopathischen Arzneimittel war nur vorübergehender Art. Auf der Suche nach Hilfe kam ich 1997 an Aldo Berti. Mit ihm gehe ich erfolgreich den Weg der Heilung von Seele und Geist, und es geht mir auch körperlich wieder viel besser. Ich

habe Aldo Berti als einen Menschen erlebt mit tiefer menschlicher Reife und hohen geistigen Fähigkeiten. In selbstloser Weise hat er mir geholfen. Ich empfinde tiefe Dankbarkeit, daß Aldo Berti mir geholfen hat.«

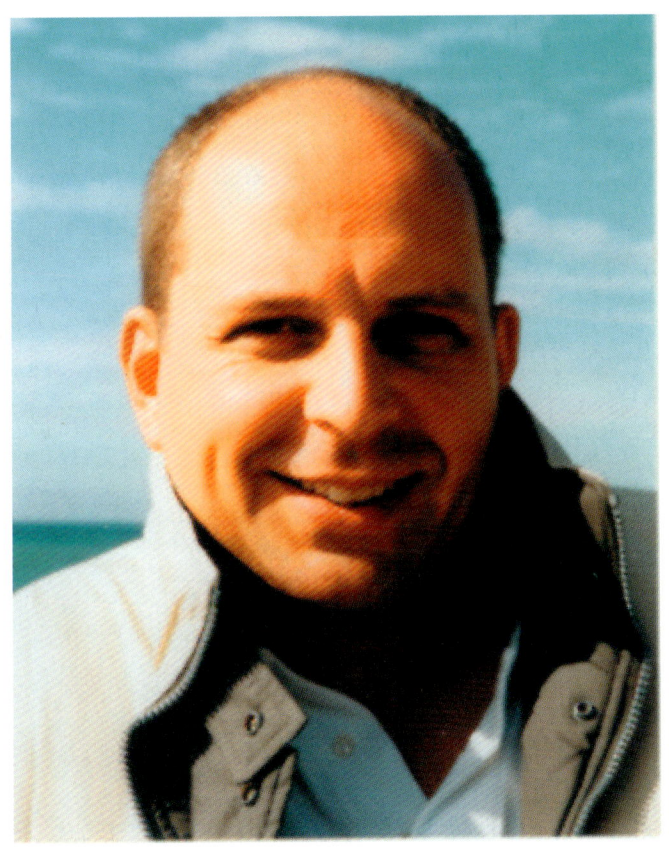

Besuchen Sie Aldo Berti auf seiner Website:
www.aldo-berti.de

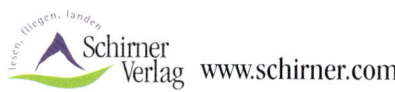
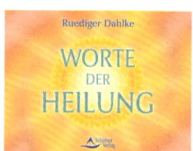

Ruediger Dahlke
Worte der Heilung
160 S., Paperback
ISBN 3-89767-216-2
In diesem Büchlein versorgt Sie Dr. Ruediger Dahlke mit Worten – und zwar auf die gleiche Weise wie ein guter Heilpraktiker homöopathische Mittel verabreicht: in kleinen, höchst heilsamen Dosen.

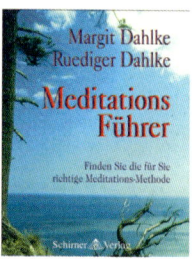

Margit Dahlke & Ruediger Dahlke
Meditations-Führer
Finden Sie die für Sie richtige Meditations-Methode
400 S., Paperback
ISBN 3-930944-83-9
Vorgestellt werden über 130 verschiedene Meditationsformen, geordnet nach Sternzeichen – so finden Sie die passende Methode zur gerade vorherrschenden Energie.

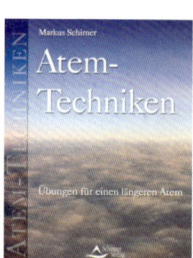

Markus Schirner
Atem-Techniken
Übungen für einen längeren Atem
ca. 220 S., s/w-illustriert, Paperback
ISBN 3-89767-074-7
Eine übersichtliche Zusammenstellung der verschiedenen Techniken mit praktischen Anleitungen zur Umsetzung

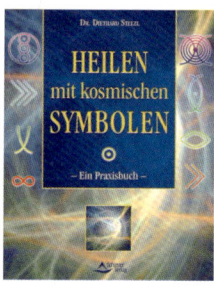

Dr. Diethard Stelzl
Heilen mit kosmischen Symbolen
Ein Praxisbuch
320 S., über 500 farbige Abbildungen, Hardcover
ISBN 3-89767-178-6
Wenn Sie als Heiler oder Heilpraktiker weitere Wege finden möchten, Hilfesuchende zu unterstützen, bekommen Sie mit diesem Buch ein Werk an die Hand, das Ihnen in wissenschaftlicher, physikalischer Sprache auch hochspirituelle Zusammenhänge erklärt. Zudem erhalten Sie eine Einführung in die komplexen Zusammenhänge zwischen den verschiedenen Ebenen und Dimensionen der göttlichen Schöpferkraft.

Isolde Mehringer-Sell
(Dipl.-Psych.
Erika Schäfer)
Reinkarnationstherapie mit Kindern
Mama, glaub mir, ich habe schon einmal gelebt/ Ein Praxisbuch für Eltern und Fachleute
384 S., 151 farbige Abb., Paperback
ISBN 3-930944-30-8
Kinder finden Heilung ihrer körperlichen und seelischen Probleme durch die Auflösung traumatischer Erlebnisse

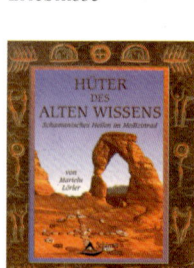

Marielu Lörler
Hüter des alten Wissens
Schamanisches Heilen im Medizinrad
352 S., s/w-illustr., Paperback
ISBN 3-89767-072-0
Schamanismus erläutert im Rahmen von Aufbau und Verwendung des Medizinrads

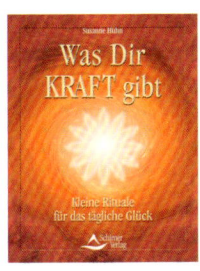

Susanne Hühn
Was Dir Kraft gibt
Kleine Rituale für
das tägliche Glück
288 S., Paperback
ISBN 3-89767-172-7
In diesem Buch finden Sie
eine Vielzahl unterschiedlicher Wege, wie Sie Ihre
im Alltag verlorene Kraft
wiedergewinnen können: Sei es, einen Baum zu
umarmen, ein Brot zu backen, sich selbst Danke zu
sagen u.v.a.m.

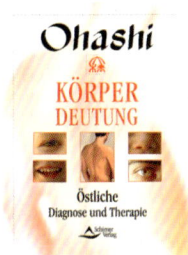

Ohashi
Körperdeutung –
Östliche Diagnose
und Therapie
320 S., s/w-illustriert, Paperback
ISBN 3-89767-213-8
In diesem Buch zeigt
Ohashi, wie man die cha-
rakteristischen Merkmale
des Körpers mittels der öst-
lichen Diagnose deuten und die seelische und körperliche Verfassung erkennen kann. Dabei weist
dieses Buch den Weg zu einem insgesamt gesunden,
harmonisch ausgewogenen Leben mit vielfältigen
Anregungen und Hilfen.

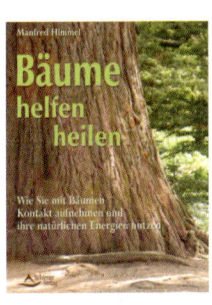

Manfred Himmel
Bäume helfen heilen
Wie Sie mit Bäumen
Kontakt aufnehmen und
ihre spirituellen Energi-
en nutzen
224 S., s/w-illustr.,
12 Farbtafeln, Paperback
ISBN 3-89767-183-2
Der Baum ist Quelle der
Inspiration, unermüdli-
cher Kraftspender, Sinn-
bild für Wachstum, Stärke und die ewige Erneuerung des Lebens im Kreislauf der Natur.
Lassen Sie sich in das Reich der feinstofflichen
Heilenergien entführen, die zu bestimmten Zeiten
im Strahlungsfeld der Bäume besonders stark strömen.

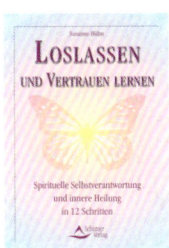

Susanne Hühn
Loslassen und
Vertrauen lernen
Spirituelle Selbstverantwortung
und innere Heilung in 12
Schritten
128 S., Paperback
ISBN 3-89767-140-9
Das Buch beschreibt einen spi-
rituellen Entwicklungsweg, der
eine echte, tiefgreifende Verhaltensänderung zum
Ziel hat. 12 Schritte bilden die Brücke zwischen dem
eigenen Leben und einer gesunden spirituellen
Kraft, die jeder für sich definiert, unhabhängig von
einer Religion.

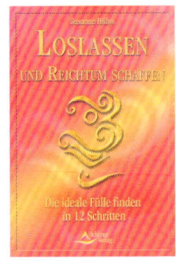

Susanne Hühn
Loslassen und Reichtum
schaffen
Die ideale Fülle finden in 12
Schritten
180 S., Paperback
ISBN 3-89767-182-4
Anhand der bewährten 12-Schrit-
te-Methode zeigt Susanne Hühn,
wie Sie einen entspannten Zu-
gang zum Thema Geld finden und ein persönliches Gefühl idealer Fülle entwickeln, aus dem heraus wahrer
Reichtum entstehen kann.

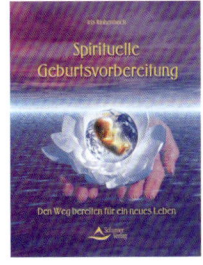

Iris Rinkenbach
Spirituelle Geburtsvor-
bereitung
208 S., einfarbig illustriert,
Blaudruck
Paperback
ISBN 3-89767-151-4
In diesem einzigartigen Buch
geht es um den bewußten
Kontakt und die Kommuni-
kation zwischen der Mutter
und der sich inkarnierenden Seele. Monat für Monat
bis nach der Geburt, begleitet die Autorin warmherzig
Mutter und Kind, und zwar indem sie Märchen, Engel,
Mantras sowie umfangreiche spirituelle Praktiken
vorstellt und viele praktische Tips aus der Naturheil-
kunde gibt.

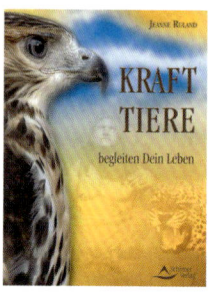

Jeanne Ruland
Krafttiere
begleiten Dein Leben
416 S., Paperback, farbig illustriert
ISBN 3-89767-148-4
Ein umfassendes Kompendium zum Thema Krafttiere, in dem über 100 Tiere beschrieben werden. Jedes Tier wird mit seiner Lebensweise, seiner Bedeutung in verschiedenen Epochen und Kulturen sowie die Medizin, die es dem Menschen bringt, vorgestellt. Zudem bekommen Sie auch Vorgehensweisen beschrieben, wie Sie Ihr Krafttier finden und wie Sie mit Ihrem Tier arbeiten können.

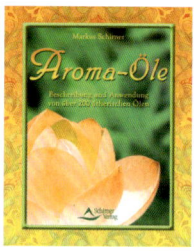

Markus Schirner
Aroma-Öle
Beschreibungen und Anwendungen von über 200 ätherischen Ölen
320 S., s/w-illustriert
Paperback, 144 x 190 mm
ISBN 3-89767-121-2

· Beschreibung von über 200 Duftessenzen und Pflanzenölen
· Angaben zur Wirkungsweise, wann sie Anwendung finden (inkl. Warnhinweis), was Sie beim Einkauf beachten müssen
· Alphabetischer Index der Symptome und Krankheitsbilder zur Zuordnung des passenden Öls

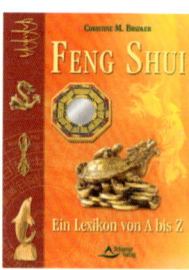

Christine Bradler
Feng Shui
Ein Lexikon von A bis Z
320 S., farbig illustriert, Paperback
ISBN 3-89767-181-6
In diesem Ratgeber finden Sie von A wie Altar bis Z wie Zimmerbrunnen über 200 Hilfsmittel, die gemäß der Lehre vom Feng Shui in der Gestaltung von Wohnung und Geschäftsräumen sowie von Häusern und Grundstücken Anwendung finden.

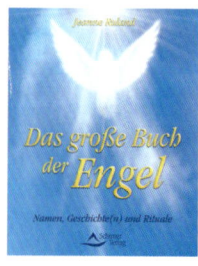

Jeanne Ruland
Das große Buch der Engel
Namen, Geschichte(n) und Rituale
392 S., Paperback
ISBN 3-89767-081-X
Über 1400 Engelnamen, ihre Bedeutung und Zuordnung sowie vieles mehr, was Sie über Engel wissen wollen: Was essen Engel? Leben Engel ewig? Wie entstehen Engel? Wie können wir mit Ihnen in Verbindung treten und ihre lichte Kraft in unserem Leben aktivieren? Dazu und zu

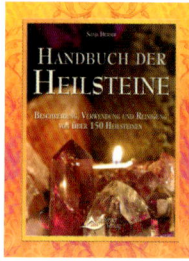

Sonja Heider
Handbuch der Heilsteine
Beschreibung, Verwendung und Reinigung von 150 Heilsteinen
288 S., 150 farbige Abb., Paperback
ISBN 3-89767-091-7
Ein Nachschlagewerk zum Einsatz von 150 Steinen zur Heilungsunterstützung; mit umfangreichem Index zur Zuordnung der Steine zu verschiedenen Krankheitsbildern

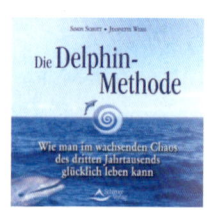

Simon Schott
Jeannette Weiss
Die Delphin-Methode
Wie man im wachsenden Chaos des dritten Jahrtausends glücklich leben kann
128 S., Klappenbroschur
ISBN 3-89767-185-9
In diesem Buch lernen Sie von den Delphinen, wie Sie mehr Energie erlangen können, wie Sie durch Hilfsbereitschaft diese Energie an andere weiter geben können, ohne dabei selbst leer zu werden. Sie erfahren, wie Sie sich einen liebevollen, unterstützenden Freundeskreis schaffen, wie Sie beinahe spielerisch Ihrer Arbeit nachgehen können und wie Sie lernen, auf Ihre innere Stimme zu hören.